国医传世名方

医中圣人 张仲景

伤寒卷

刘从明 主编

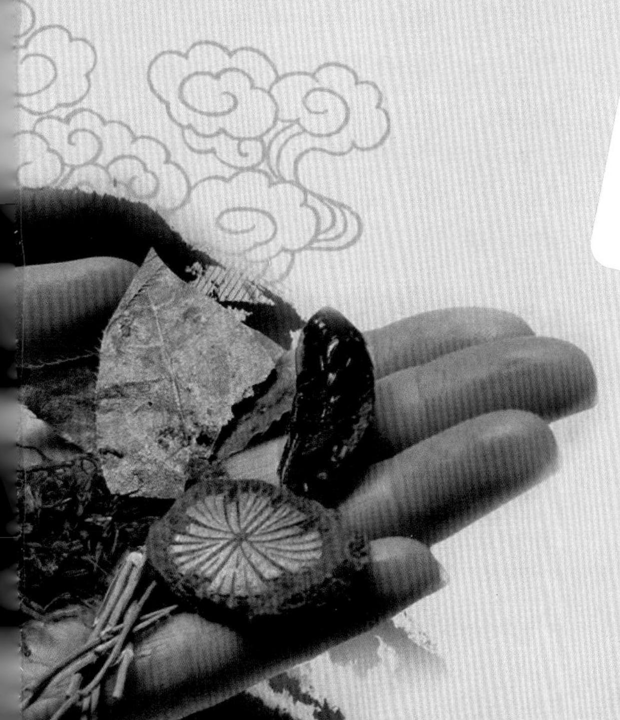

华龄出版社
HUALING PRESS

责任编辑：郑建军
责任印制：李未圻

图书在版编目（CIP）数据

医中圣人张仲景（伤寒卷）/ 刘从明主编 . -- 北京：华龄出版社，2020.1

ISBN 978-7-5169-1501-1

Ⅰ . ①医… Ⅱ . ①刘… Ⅲ . ①《伤寒论》—方书—汇编 Ⅳ . ① R222.26

中国版本图书馆 CIP 数据核字（2019）第 274422 号

书　　名：医中圣人张仲景（伤寒卷）
作　　者：刘从明

出 版 人：胡福君
出版发行：华龄出版社
地　　址：北京市东城区安定门外大街甲 57 号　　邮　　编：100011
电　　话：010-58122246　　传　　真：010-84049572
网　　址：http://www.hualingpress.com

印　　刷：北京彩虹伟业印刷有限公司
版　　次：2020 年 5 月第 1 版　　2020 年 5 月第 1 次印刷
开　　本：710×1000　1/16　　印　　张：13
字　　数：200 千字
定　　价：68.00 元

前言

张仲景名机，史称医圣。南阳郡涅阳（今河南省邓州市穰东镇张寨村，另说河南南阳市）人。生于东汉桓帝元嘉、永兴年间，死于建安最后几年（约公元 215 ～ 219 年）。相传曾举孝廉，做过长沙太守。

张仲景从小嗜好医学，年轻时曾跟同郡张伯祖学医。经过多年的刻苦钻研和临床实践，为病患治疗，医名大振，成为中国医学史上一位杰出的医学家。

张仲景生活在东汉末年。当时疫疾广泛流行，大批的人死亡，据载自汉献帝建安元年（公元 196 年）起，十年内有三分之二的人死于传染病，其中伤寒病占百分之七十。张仲景刻苦学习《内经》，广泛收集医方，写出了传世巨著《伤寒杂病论》。它确立的辨证论治的原则，成为中医临床的基本原则，是中医的灵魂所在。在方剂学方面，《伤寒杂病论》也做出了巨大贡献，发明了很多剂型，记载了大量有效的方剂。其所确立的六经辨证的治疗原则，受到历代医学家的推崇。这是中国第一部从理论到实践、确立辨证论治法则的医学专著，是中国医学史上影响最大的著作之一，是后学者研习中医必备的经典著作，深受医学院师生和临床大夫的重视。

《伤寒杂病论》序中有这样一段话："上以疗君亲之疾，下以救贫贱之厄，中以保生长全，以养其身"，表现了仲景作为医学大家的仁心仁德，后人尊称他为"医宗之圣"。

张仲景是中医界的一位奇才，《伤寒杂病论》是一部奇书，它确立了中医学重要的理论支柱之一——辨证论治的思想，在中医学发展过程中，实属"点睛之笔"。可以说，它的出现对后世中医学发展起到了主宰的作用。使用寒凉药物治疗热性病，是中医的"正治法"；而使用温热的药物治疗热性病，就属于"反治法"。但是这两种截然不同的治疗方法都是用于治疗热性疾病的，相同的症状，不同的治疗方法，如何区别和选择呢？这就需要辨证。不仅仅是表面的症状，还要通过多方面的诊断（望闻问切）和医生的分析（辨证分析）得出证候特点，才能处方。这种“透过现象看本质”的诊断方法，就是张仲景著名的“辨证论治”观点。这种理论的形成，正是建立在精深的医理和严密的辨证分析的基础上的，它彻底地否定了仅凭症状来判断疾病性质和治疗方法的主观诊断法，从而确立了中医的重要支柱理论——“辨证论治”的原则。这也是几千年来中医长盛不衰，至今仍能傲立于世界医林的“拿手绝活儿”，也就是通过望、闻、问、切四诊，综合分析疾病的性质，因人、因病、因证来选方用药，这才符合变化的病情和不同体质的病人，才能做到药到病除。也可以说，整部《伤寒杂病论》就是针对当时医生不能具体分析、准确用药而著述的一部“纠偏”之书，其中许多条文都是针对所谓“坏症”，就是医生误治后出现的问题而进行纠正性治疗的。

同时，书中提出了治疗外感病时的一种重要的分类方法，就是将病邪由浅入深地分为6个阶段，每个阶段都有一些共同的症状特点，并衍生出很多变化，这一时期的用方和选药就可以局限在某一范围，只要辨证准确，方子的运用就会有很好的疗效。这种方法后人称为“六经辨证”，但“经”绝不同于经络的“经”，它包含的范围要宽泛得多。书中的113首处方，也都是颇具奇效的经典配方，被后人称作“经方”，运用得当，常能顿起大病沉疴，因此，《伤寒论》也被称为“医方之祖”。

本书选编了《伤寒论》中的经典名方，每首方剂从方歌、方源、组成、用法用量、功用、主治、方义方解、运用、方论精粹等方面论述。书中收罗广博，详解略说，层次分明，图文并茂，深入浅出，使读者更好地熟悉、掌握《伤寒论》中组方原理及临床运用规律。

本书适合中医爱好者及中医临床医生阅读参考。需要指出的是，本书中出现的犀角、穿山甲、羚羊角、龙骨等现已不再使用或使用其他替代品。

编　者

目录

桂枝汤

【方歌】

桂枝汤治太阳风，芍药甘草姜枣同，
解肌发表调营卫，表虚有汗此为功。

【方源】《伤寒论·辨太阳病脉证并治》："太阳中风，阳浮而阴弱，阳浮者，热自发，阴弱者，汗自出，啬啬恶寒，淅淅恶风，翕翕发热，鼻鸣干呕者，桂枝汤主之"。

【组成】桂枝、白芍、生姜（切）各 9 克，炙甘草 6 克，大枣（擘）3 枚。

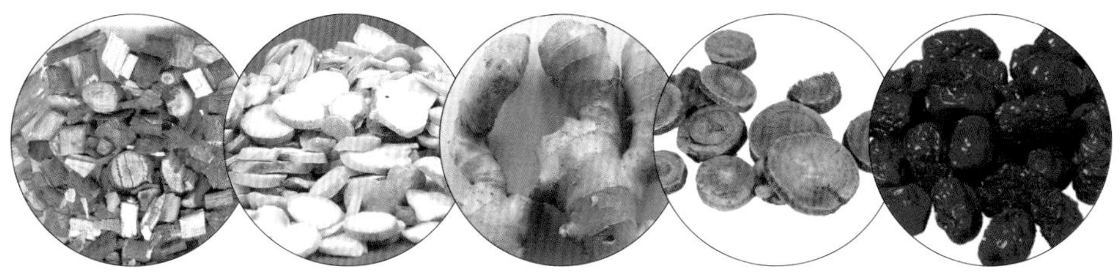

【用法】水煎服，服后饮少量热粥，以助药力，覆被取微汗。若一服汗出病解，则停服余药，以免过剂伤正。若一服无汗，可依上法服第 2 次药，仍不汗，则缩短间隔时间再服第 3 次，半日许令三服尽。若病重者，可昼夜给药，连服二、三剂，务期汗出病解。治疗期间还应禁忌生冷、油腻、不易消化或对胃有刺激的食物。

【功用】解肌发表，调和营卫。

【主治】外感风寒表虚证。头痛发热，汗出恶风，鼻鸣干呕，苔白不渴，脉浮缓或浮弱者。

【方义方解】本方证为外感风寒、营卫不和所致。外感风邪，风性开泄，卫气因之失其固护之性，"阳强而不能密"，不能固护营阴，致令营阴不能内守而外泄，故恶风发热、汗出头痛、脉浮缓等；邪气瘀滞，肺胃失和，则鼻鸣干呕；风寒在表，应辛温发散以解表，但本方证属表虚，腠理不固，故当解肌发表，调和营卫，即祛邪调正兼顾为治。

方中桂枝为君，助卫阳，通经络，解肌发表而祛在表之风邪。白芍为臣，益阴敛营，敛固外泄之营阴。桂芍等量合用，寓意有三：一为针对卫强营弱，体现营卫同治，邪正兼顾；二为相辅相成，桂枝得白芍，使汗而有源，白芍得桂枝，则滋而能化；三为相制相成，散中有收，汗中寓补。此为本方外可解肌发表，内调营卫、阴阳的基本结构。生姜辛温，既助桂枝辛散表邪，又兼和胃止呕；大枣甘平，既能益气补中，且可滋脾生津。姜枣相配，是为补脾和胃、调和营卫的常用组合，共为佐药。炙甘草调和药性，合桂枝辛甘化阳以实卫，合白芍酸甘化阴以和营，功兼佐使之用。综观本方，药虽五味，但结构严谨，发中有补，散中有收，邪正兼顾，阴阳并调。柯琴在《伤寒来苏集》卷上中赞桂枝汤“为仲景群方之冠，乃滋阴和阳，调和营卫，解肌发汗之总方也”。

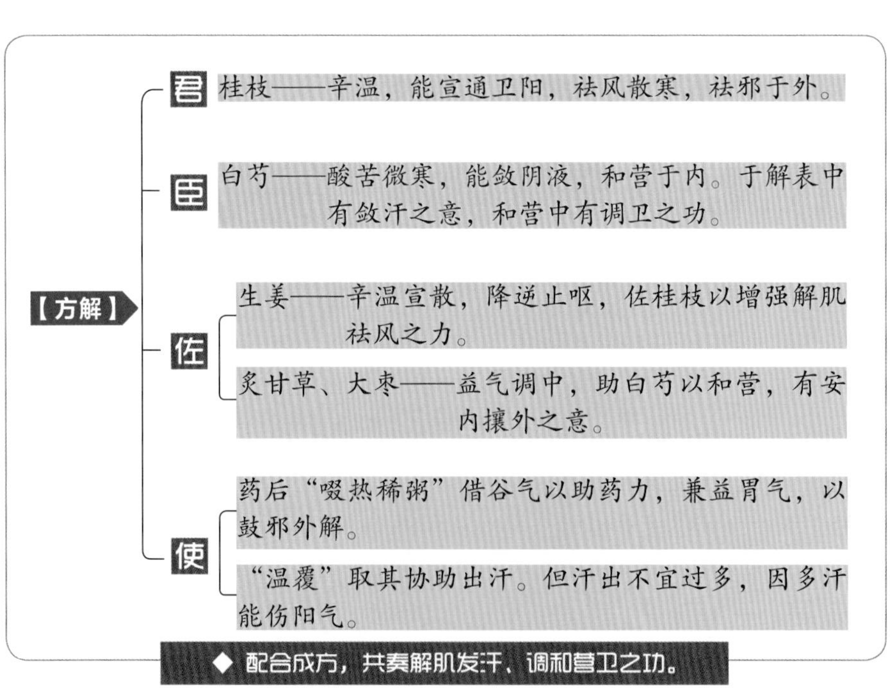

【运用】

1. **辨证要点** 本方为治疗外感风寒表虚证的常用方剂。以发热、恶风、汗出、脉浮缓为辨证要点。

2. 加减变化 冻疮、冬季皮炎，加丹参、当归、细辛、鸡血藤；风寒湿痹痛，可加重桂枝用量或再加细辛、姜黄、威灵仙。

3. 现代运用 本方常用于加减治疗感冒、流行性感冒、原因不明的低热或多型红斑、荨麻疹、湿疹、皮肤瘙痒等见上述症状者。

4. 使用注意 本方适用于外感风寒表虚证。凡表实无汗或发热不恶寒、汗多而烦渴或内有湿热者，皆不宜使用。

【方论精粹】

1. 吴谦等《医宗金鉴》："凡风寒在表，脉浮弱自汗出者，皆属表虚，宜桂枝汤主之。名曰桂枝汤者，君以桂枝也。桂枝辛温，辛能散邪，温从阳而扶卫。白芍酸寒，酸能敛汗，寒走阴而益营。桂枝君白芍，是于发散中寓敛汗之意；白芍臣桂枝，是于固表中有微汗之道焉。生姜之辛，佐桂枝以解肌表；大枣之甘，佐白芍以和营里。甘草甘平，有安内攘外之能，用以调和表里，且以调和诸药矣。以桂、芍之相须，姜、枣之相得，借甘草之调和阳表阴里，气卫血营，并行而不悖，是刚柔相济以为和也。而精义在服后须臾啜热粥以助药力。盖谷气内充，不但易为酿汗，更使已入之邪不得少留，将来之邪不得复入也。又妙在温覆令一时许，微似有汗，是授人以微汗之法。不可令如水流漓，病必不除，是禁人以不可过汗之意也。此方为仲景群方之冠，乃解肌发汗、调和营卫之第一方也。凡中风、伤寒、脉浮弱、汗自出而表不解者，皆得而主之。其他但见一二证即是，不必悉具。"

2. 李中梓《删补颐生微论》："成氏曰：'《内经》曰：辛甘发散为阳。桂枝汤，辛甘之剂也，所以发散风邪。'桂枝味辛热，用以为君者，桂尤圭也，宣通诸药之先聘，辛甘发散为阳之意也；芍药味苦酸寒，甘草甘平，用以为臣佐者，经曰：'风淫所胜，平以辛，佐以苦，以甘缓之，以酸收之也。'生姜辛温，大枣甘温，二物为使者，经曰：'风淫于内，以甘缓之，以辛散之也。'姜、枣固能发散，此又不特发散之用，专行脾之津液而和营卫者也。"

桂枝加附子汤

【方歌】

> 桂加附子治有三，风寒肢痛脉迟弦，
> 汗漏不止恶风甚，肌肤麻木卫阳寒。

【方源】《伤寒论·辨太阳病脉证并治》："太阳病，发汗，遂漏不止，其人恶风，小便难，四肢微急，难以屈伸者，桂枝加附子汤主之。"

【组成】桂枝（去皮）、白芍、炙甘草、生姜（切）各 9 克，大枣（擘）12 枚，附子（炮）6 克。

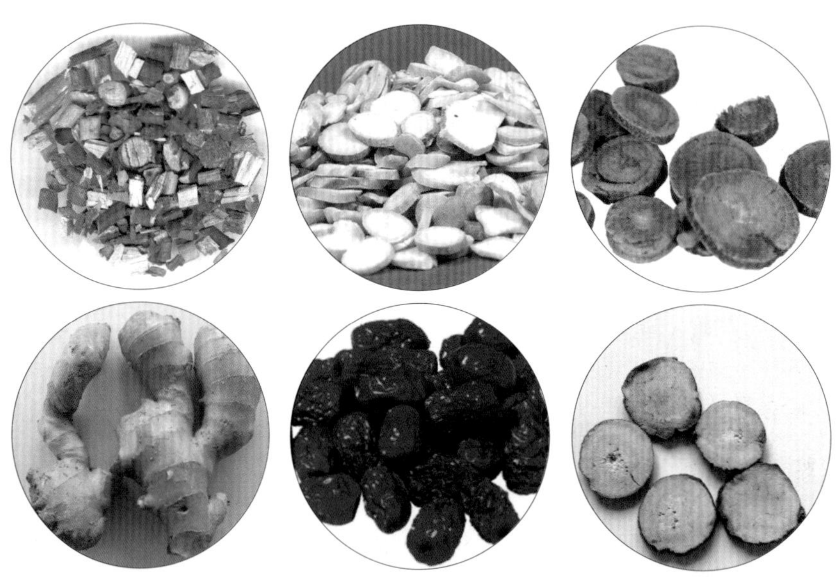

【用法】上六味，以水 700 毫升，煮取 300 毫升，去滓，每次 100 毫升，温服。调养如桂枝汤法。

【功用】调和营卫，扶阳固表。

【主治】心悸，或怔忡，或烦躁，手足不温，汗出，胸闷或胸满，气短，口淡不渴，舌质淡，苔薄白，脉弱。

【方义方解】 心阳虚弱而不能守护神明，则心悸，或怔忡；心神不能内守而躁动，则烦躁；阳虚不能温煦，则手足不温；心胸阳气虚弱，宗气因之郁滞不畅，则胸闷或胸满；气虚不得温养，则气短；舌淡苔薄，脉弱均为心阳虚之证。其治当温补心阳，调和心气。

方中桂枝解肌散寒，通达阳气；白芍益营助卫；附子温里扶阳；生姜解表散寒，与大枣同用，调和营卫；甘草、大枣，益气补阳，和调内外。

【运用】

1. **辨证要点** 本方以心悸、胸闷、手足不温、舌质淡、苔薄白、脉弱或迟为辨证要点。

2. **加减变化** 胸闷者，加薤白、香附以开胸理气；胸痛者，加川芎、郁金以活血行血；营血虚者，加当归以和营补血；气虚者，加黄芪、人参以益气温阳。

3. **现代运用** 本方可用于治疗西医临床中的肠胃型感冒、风湿性心脏病、冠心病、心律失常、心绞痛、心肌梗死、室性早搏等。只要符合其主治病变证机，也可加减运用，辅助治疗如溃疡性结肠炎、神经性皮炎等。

4. **使用注意** 心阴虚证、心热证慎用本方。

【方论精粹】

1. 吴昆《医方考》:“用桂枝汤，所以和在表之营卫；加附子，所以壮在表之元阳。与桂枝汤解在表之寒湿，加附子以温寒湿。”

2. 柯琴《伤寒来苏集》:“用桂枝以补心阳，阳密则漏汗自止矣。坎中阳虚，不能行水，必加附子以回肾阳，阳归则小便自利矣。内外调和，则恶风自罢，而手足便利矣。”

3. 王子接《降雪园古方选注》:“桂枝加附子，治外亡阳而内脱液。熟附虽能补阳，终属燥液，四肢难以屈伸，其为液燥，骨属不利矣。仲景以桂枝汤轻扬力薄，必籍附子刚烈之性直走内外，急急温经复阳，使汗不外泄，正以救液也。”

桂枝二越婢一汤

【方歌】

桂加麻膏量要轻，热多寒少脉不丰，
小汗法中兼清热，桂二越一记心中。

【方源】《伤寒论·辨太阳病脉证并治》："太阳病，发热恶寒，热多寒少，脉微弱者，此无阳也，不可发汗，宜桂枝二越婢一汤。"

【组成】桂枝（去皮）、芍药、麻黄、炙甘草各 2.3 克，大枣（擘）4 枚，生姜（切）3.1 克，石膏（碎，绵裹）3 克。

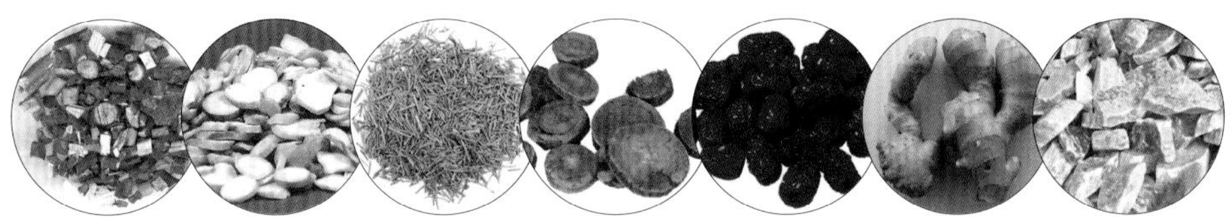

【用法】上七味，以水 500 毫升，煮麻黄一二沸，去上沫，纳诸药，煮取 200 毫升，去滓，温服 100 毫升。

【功用】发汗解表，兼清里热。

【主治】发热，恶风寒，头痛，或咽干，或咽痛，口渴，舌质偏红，苔薄黄，脉浮数。

【方义方解】营卫和调，固护肌表，职司于外，抵御外邪。外邪乘机侵袭肌表营卫，营卫奋起抗邪，正邪斗争，则发热；卫气积力抗邪而不能固护于外，则恶风寒；邪气壅滞经脉，经气不利，则头痛；郁热相灼于咽，则咽干，或咽痛；津被热灼而不能滋润，则口渴；舌质偏红，苔薄黄，脉浮数均为卫热营灼之征。其治当解表散邪，燮理营卫，然则邪去病解。

方中石膏与桂枝、麻黄、生姜相用，宣散营卫中邪热，透热外出。芍药益阴和营，与石膏相合，清泄营卫郁热，生津益阴。甘草、大枣相用，益气解表和营卫。

【运用】

1. **辨证要点** 本方以恶寒、发热、口渴、头痛、舌红、苔薄黄、脉浮或数为辨证要点。

2. **加减变化** 项肿咽痛者，加玄参、马勃以清热解毒利咽；渴甚者，加生地黄、天花粉以清热生津止渴；咳者，加紫菀、杏仁以宣降肺气；衄者，加侧柏叶、白茅根、栀子以清热凉血止血；麻疹透发不畅，加蝉蜕、牛蒡子、薄荷以清热透疹；胸膈闷者，加郁金、藿香以理气化湿解郁；麻疹初起，加赤芍、生地黄、升麻以凉血解毒透疹；疮疡者，加大青叶、蒲公英、紫花地丁以清热解毒消痈。

3. **现代运用** 本方可用于治疗西医临床中的感冒、流行性感冒。只要符合其主治病变证机，也可加减运用，辅助治疗如肌肉及关节疼痛、神经性疼痛等。

4. **使用注意** 太阳伤寒证、太阳中风证慎用本方。

【方论精粹】

吴谦等《医宗金鉴》："桂枝二麻黄一汤，治形如疟，日再发者，汗出必解，而无热多寒少，故不用石膏之凉也。桂枝麻黄各半汤，治如疟状，热多寒少，而不用石膏，更倍麻黄者，以其面有怫郁热色，身有皮肤作痒，是知热不向里而向表，令得小汗，以顺其势，故亦不用石膏之凉里也。桂枝二越婢一汤，治发热恶寒，热多寒少，而用石膏者，以其表邪寒少，肌里热多；故用石膏之凉，佐麻桂以和荣卫，非发荣卫也。今人一见麻、桂，不问轻重，亦不问温覆与不温覆，取汗与不取汗，总不敢用，皆因未究仲景之旨。麻黄、桂枝只是荣卫之药，若重剂温覆取汗，则为发荣卫之药，轻剂不温覆取汗，则为和荣卫之方也。"

桂枝二麻黄一汤

【方歌】

桂枝二麻黄一汤，杏仁芍药草枣姜，
表证所在形似疟，小调微发其汗畅。

【方源】《伤寒论·辨太阳病脉证并治》："服桂枝汤，大汗出，脉洪大者，与桂枝汤，如前法。若形似疟，一日再发者，汗出必解，宜桂枝二麻黄一汤。"

【组成】桂枝（去皮）5.4 克，白芍、生姜（切）各 3.7 克，麻黄（去节）2.1 克，杏仁（去皮尖）2.5 克，炙甘草 3.2 克，大枣（擘）5 枚。

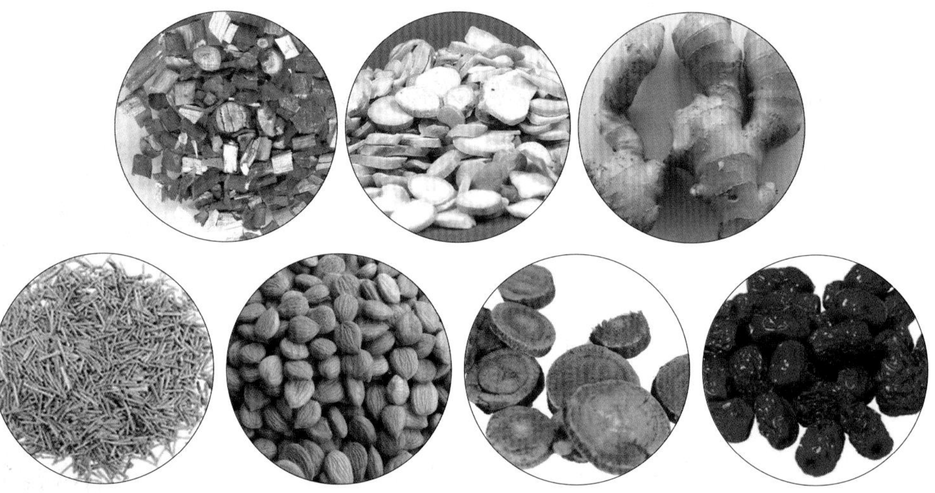

【用法】以水 5 升，先煮麻黄 1 ～ 2 沸，去上沫，纳诸药，煮取 2 升，去滓，温服 1 升，1 日 2 次。

【功用】解肌散邪，调和营卫。

【主治】发热，恶风寒，形似疟状，一日再发，汗出，头痛，舌淡，苔薄，脉浮。

【方义方解】风寒侵袭肌表营卫，正邪斗争，则发热；卫气抗邪而不能固护肌表，则恶风寒；若邪气欲去而未去，且仍郁结不解，则发热恶风寒形似疟状，一日再发；太阳营卫经气不利，则头痛；卫气不能固守营气而外泄，则汗出；舌淡，苔薄，脉浮均为卫强营弱病理病症，其治当解肌散邪，小和营卫，然则邪去病愈。

方中桂枝、麻黄用量比例为 5 ∶ 2，桂枝大于麻黄以调和营卫为主。白芍用量大于麻黄，既补益营气，又发汗透邪。杏仁与麻黄、桂枝相用，调和肺气，职司营卫；甘草、生姜、大枣，补益中气，和调营卫。桂枝与白芍相用，一卫一荣；麻黄、桂枝与白芍相并，一散一收；桂枝、白芍、麻黄相用，散邪之中以益正，补益之中不恋邪，相互为用，一建其功。

【运用】

1. **辨证要点**　本方以发热、头痛、汗出、恶寒、苔薄白、脉浮为辨证要点。

2. **加减变化**　咳嗽者，加款冬花、紫菀以宣降肺气；咽痛者，加牛蒡子、桔梗以利咽止痛；项强者，加羌活、葛根以舒筋活络；胸闷者，加枳实、柴胡以行气宽胸解郁。

3. **现代运用**　本方可用于治疗西医临床中的感冒、流行性感冒、支气管肺炎、支气管炎、皮肤病、过敏性疾病等。只要符合其主治病变证机，加减运用，辅助治疗如风湿性关节炎、类骨质增生、风湿关节炎、慢性支气管哮喘、过敏性鼻炎等。

4. **使用注意**　太阳伤寒证、太阳温病证慎用本方。

【方论精粹】

柯琴《伤寒来苏集》：“邪气羁留于皮毛肌肉之间，固非桂枝汤之可解；已经汗过，又不宜麻黄汤之峻攻。故取桂枝汤三分之二，麻黄汤三分之一，合而服之，再解其肌，微开其表，审发汗于不发之中，此又用桂枝后更用麻黄法也。后人合为一方者，是大背仲景比较二分之轻重，偶中出奇之妙理矣。”

甘草干姜汤

【方歌】

甘草干姜二药齐，温肺运脾暖四肢，
金匮用以治肺痿，咳嗽多涎尿也遗。

【方源】《伤寒论·辨太阳病脉证并治》："伤寒，脉浮，自汗出，小便数，心烦，微恶寒，脚挛急，反与桂枝汤欲攻其表，此误也。得之便厥，咽中干，烦躁吐逆者，作甘草干姜汤与之，以复其阳……"

【组成】炙甘草 12 克，干姜（炮）6 克。

【用法】上二味，以水 600 毫升，煮取 300 毫升，去滓，分 2 次温服。

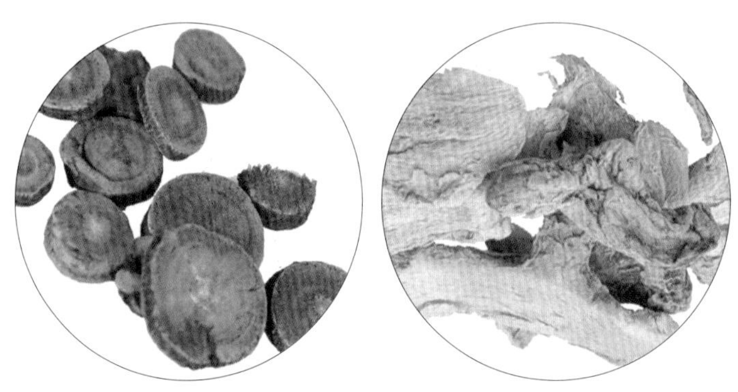

【功用】温中益气。

【主治】脾胃阳虚，手足不温，口不渴，烦躁吐逆；老年虚弱性尿频，咳唾痰稀，眩晕短气，脉沉无力。

【方义方解】甘草干姜汤为辛甘温中复阳方，炙甘草补中益气，干姜温中复阳，二药配伍，辛甘合化为阳，得理中汤之精要，重在复中焦之阳气。且甘草倍于干姜，是甘胜于辛，故能守中复阳，中阳得复，则厥回足温。

【运用】

1. **辨证要点** 主要用于治疗脾胃虚寒之证。临床应用以胃脘冷痛、腹泻清稀、形寒食少、苔白脉迟，为其辨证要点。

2. 加减变化 若胃寒明显者，加附子、肉桂，以温暖阳气；若呕吐者，加半夏、陈皮，以降逆止呕；若大便溏者，加扁豆、莲子肉，以健脾止泻。

3. 现代运用 用于治疗慢性胃炎，慢性气管炎，胃及十二指肠溃疡，慢性结肠炎等病症。

4. 使用注意 本方性属辛热，凡有实热者，忌用。

【方论精粹】

许宏《金镜内台方议》："脉浮，自汗出，恶寒者，为中风。今此又兼小便数者，心烦脚挛急，为阴阳之气虚，不可发汗。反与桂枝汤误汗之，得之便厥，咽中干，烦躁上逆也，此乃不可汗而误攻其表，营卫之气虚伤所致也。故与甘草为君，干姜为臣，二者之辛甘，合之以复阳气也。"

甘草

药材档案

别名：美草、密甘、密草、国老、粉草、甜根子、甜草根、粉甘草、红甘草。

来源：本品为豆科植物甘草、胀果甘草或光果甘草的干燥根及根茎。

药材特征：根呈圆柱形，长 25 ~ 100 厘米，直径 0.6 ~ 3.5 厘米。外皮松紧不一。表面红棕色或灰棕色，具显著的纵皱纹、沟纹、皮孔及稀疏的细根痕。质坚实，断面略显纤维性，黄白色，粉性，形成层环明显，射线放射状，有的有裂隙。根茎呈圆柱形，表面有芽痕，断面中部有髓。气微，味甜而特殊。

性味归经：甘，平。归心、肺、脾、胃经。

功能主治：补脾益气，清热解毒，祛痰止咳，缓急止痛，调和诸药。用于脾胃虚弱，倦怠乏力，心悸气短，咳嗽痰多，脘腹、四肢挛急疼痛，痈肿疮毒，缓解药物毒性、烈性。

用量用法：内服：2 ~ 10 克，煎服。

芍药甘草汤

【方歌】

> 芍药甘草两药投，筋挛拘急足趾抽，
> 苦甘化阴利血脉，滋阴柔肝效立瘳。

【方源】《伤寒论·辨太阳病脉证并治》："若厥愈足温者，更作芍药甘草汤与之，其脚即伸……"

【组成】芍药、甘草各 12 克。

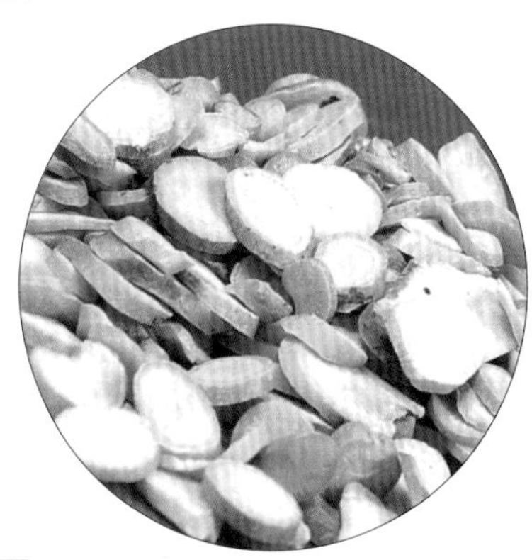

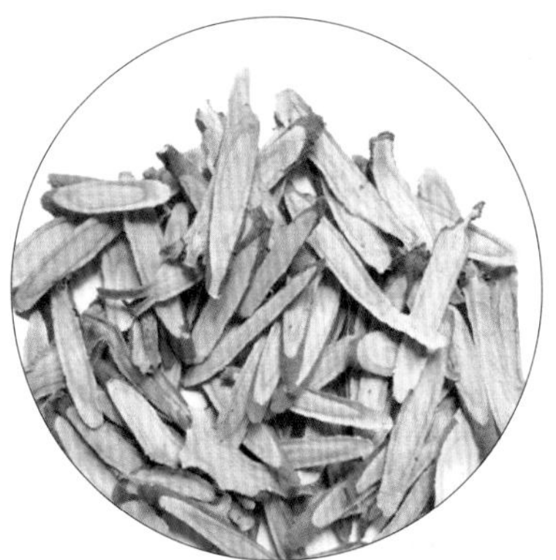

【用法】上二味，用水 600 毫升，煮取 300 毫升，去滓，分温再服。

【功用】调和肝脾，缓急止痛。

【主治】伤寒脉浮，自汗出，小便数，心烦，微恶寒，脚挛急者。并治腹中不和而痛。

【方义方解】本方主治津液受损，阴血不足，筋脉失濡所致诸证。方中芍药酸寒，养血敛阴，柔肝止痛；甘草甘温，健脾益气，缓急止痛。二药相伍，酸甘化阴，调和肝脾，有柔筋止痛之效。

【运用】

1. **辨证要点** 胃虚寒证，以呕逆，胸中急迫有痛为辨证要点。
2. **加减变化** 腹痛便血者，加黄芩；腹时冷痛者，加肉桂、干姜；四肢冷、胸胁苦满、腹胀者，加柴胡、枳壳；泌尿道结石急性发作，疼痛难忍者，加柴胡、当归、枳实、川芎、牛膝等；腰扭伤，疼痛剧烈者，加麻黄、桂枝、细辛。

3. 现代运用 用于血虚津伤所致的腓肠肌痉挛、肋间神经痛、胃痉挛、胃痛、腹痛、坐骨神经痛、妇科炎性腹痛、痛经；以及十二指肠溃疡、萎缩性胃炎、胃肠神经官能症、急性乳腺炎、颈椎综合征等属阴血亏虚，肝脾失调者。

4. 使用注意 肌肉松软者、大便不成形而无腹痛者应慎用。

【方论精粹】

1. 成无己《伤寒明理论》："脾不能为胃行其津液，以灌四旁，故挛急，用甘草以生阳明之津，芍药以和太阴之液，其足即伸，此即用阴和阳法也。"

2. 柯琴《伤寒来苏集》："盖脾主四肢，胃主津液，阳盛阴虚，脾不能为胃行津液以灌四旁，故足挛急。用甘草以生阳明之津，芍药以和太阴之液，其脚即伸，此亦用阴和阳法也。"

3. 汪昂《医方集解》："此足太阴、阳明药也。气血不和故腹痛。白芍酸收而苦泄，能行营气，炙甘草温散而甘缓，能和逆气。又痛为木盛克土，白芍能泻肝，甘草能缓肝和脾也。"

4. 王子接《绛雪园古方选注》："此亦桂枝汤之变，偏于营分，纯一不杂之方。读《伤寒论》反烦、更烦、心悸而烦，皆用芍药止烦，不分赤白。孙尚、许叔微亦云白芍，惟许宏《方议》《圣惠方》是赤芍。今里气不和，阴气欲亡，自当用白芍补营，佐以甘草，酸甘化阴止烦。观其去姜枣，恐生姜散表，大枣泄营，是用白芍无疑。"

5. 吴仪洛《伤寒分经》："甘酸合用，专治营中之虚热。其阳虚阳乘，至夜发热，血虚筋挛，头面赤热，过汗伤阴，发热不止，或误用辛热扰其营血不受补益者，并宜用之。"

调胃承气汤

【方歌】

调胃承气用大黄，芒硝甘草三药偿，
胃气不和心烦热，便燥谵语舌苔黄。

【方源】《伤寒论·辨阳明病脉证并治》：“阳明病，不吐不下，心烦者，可与调胃承气汤。”

【组成】大黄（酒洗）、芒硝各 12 克，炙甘草 6 克。

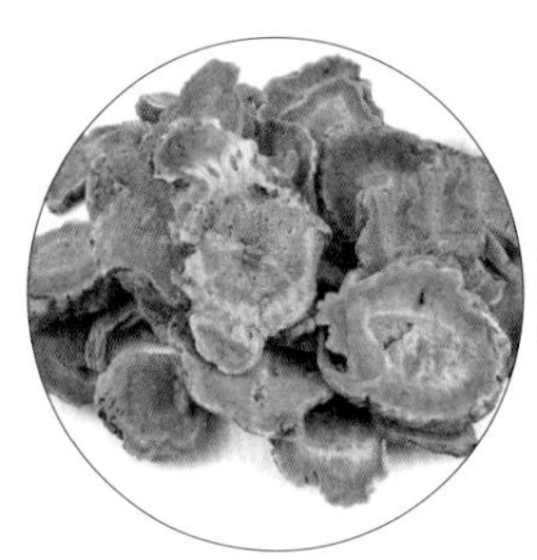

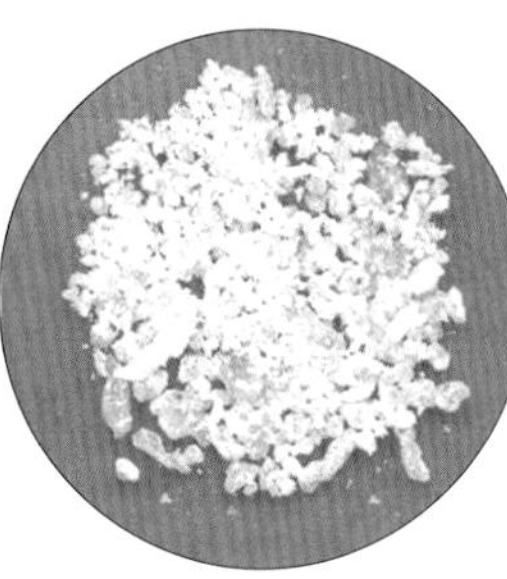

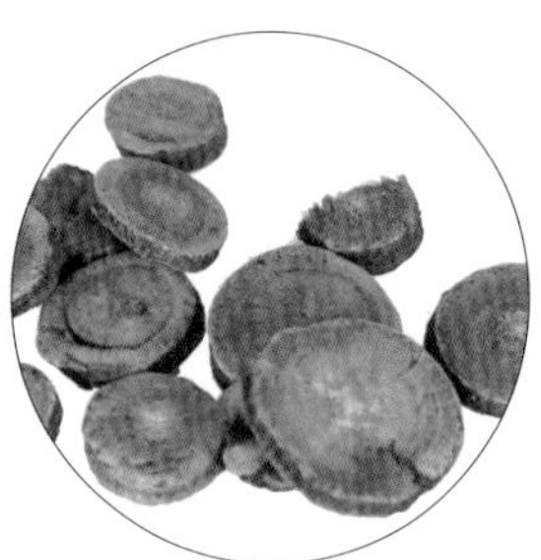

【用法】上三味，以水 3 升，煮取 1 升，去滓，内芒硝，更上火微煮，令沸，少少温服之（编者注：此用法是《伤寒论》第 29 条所言）。温顿服之（此四字是《伤寒论》第 207 条所言）。

【功用】缓下热结，泻热和胃。

【主治】腹胀满或疼痛，按之则痛，心烦，蒸蒸发热，或呕吐，舌红，苔黄，脉沉。

【方义方解】方中大黄苦寒，泻火通结为君，芒硝咸寒，软坚润燥为臣，甘草甘缓和中，益气养胃，以缓硝、黄之苦泄，使药力缓缓下行为佐。燥热得解，胃气自和，故名调胃承气汤。

【运用】

1. **辨证要点** 阳明病胃肠燥热症，本方以大便不通、口渴心烦、舌质红、苔黄厚或燥、脉实为辨证要点。

2. 加减变化 腹胀者，加枳实、厚朴以行气消胀；腹痛者，加郁金、白芍以活血缓急止痛；心烦者，加竹叶、黄连以清热除烦。

3. 现代运用 本方可用于治疗西医临床中的急性肠胃炎、急性或慢性胰腺炎、急性或慢性胆囊炎、结肠炎、细菌性痢疾、痔疮等，还可辅助治疗糖尿病、乙型脑炎、荨麻疹等。

4. 使用注意 脾胃虚弱证、脾胃阴虚证慎用本方。

【方论精粹】

1. 吴谦等《医宗金鉴·删补名医方论》："三承气汤之立名，而曰大者，制大其服，欲急下其邪也；小者，制小其服，欲缓下其邪也。曰调胃者，则有调和承顺胃气之义，非若大、小专攻下也。经曰：热淫于内，治以咸寒；火淫于内，治以苦寒。君大黄之苦寒，臣芒硝之咸寒，二味并举，攻热泻火之力备矣。更佐甘草之缓，调停于大黄、芒硝之间，又少少温服之，使其力不峻，则不能速下而和也。"

2. 俞根初等《重订通俗伤寒论》："调胃者，调和胃气也。大黄虽为荡涤胃肠之君药，而用酒浸，佐甘草者，一藉酒性上升，一藉炙草甘缓，皆以缓大黄之下性。然恐其随元明粉咸润直下，故又使以姜、枣之辛甘，助胃中升发之气，元明粉之分量，减半于大黄，合而为节节弥留之法。否则大黄随急性之元明粉，一直攻下，而无恋膈生津之用，何谓调胃耶。此为阳明燥热，初结胃府之良方。"

芒 硝

药材档案

别名：朴硝、皮硝。

性味归经：咸、苦，寒。归胃、大肠经。

功效主治：泻热通便，润燥软坚，清热消肿。本品味咸苦而性寒，咸以软坚，苦以降泄，寒能清热，故能泻热通便，润燥软坚，为治实热积滞、大便燥结之要药。

用量用法：10 ~ 15 克，冲入药汁或开水溶化后服。外用：适量。

四逆汤

【方歌】

四逆汤中附草姜，四肢厥冷急煎尝，
腹痛吐泻脉微细，急投此方可回阳。

【方源】《伤寒论·辨霍乱病脉证并治》："吐利汗出，发热恶寒，四肢拘急，手足厥冷者，四逆汤主之。"

【组成】炙甘草、干姜6克，附子（生用，去皮，破八片）15克。

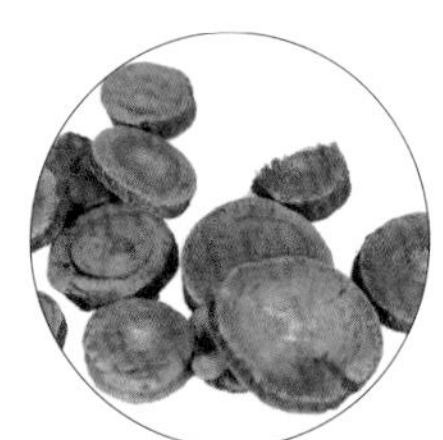
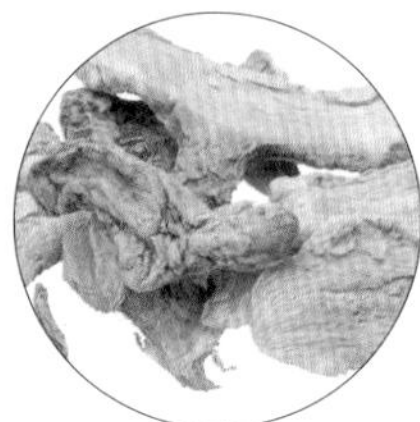
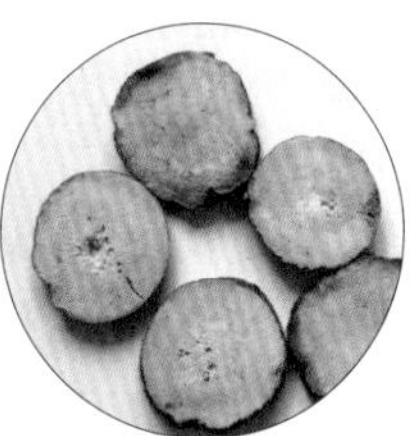

【用法】上三味，以水600毫升，煮取240毫升，去滓，分2次温服。强人可将附子与干姜加倍。

【功用】回阳救逆。

【主治】心肾阳衰寒厥证。四肢厥逆，恶寒蜷卧，神衰欲寐，面色苍白，腹痛下利，呕吐不渴，舌苔白滑，脉微细。

【方义方解】本方证乃因心肾阳衰，阴寒内盛所致。阳气不能温煦周身四末，故四肢厥逆、恶寒蜷卧；不能鼓动血行，故脉微细。《素问·生气通天论》曰："阳气者，精则养神，柔则养筋。"今心阳衰微，神失所养，则神衰欲寐；肾阳衰微，不能暖脾，升降失调，则腹痛吐利。此阳衰寒盛之证，非纯阳大辛大热之品，不足以破阴寒，回阳气，救厥逆。

故方中以大辛大热之生附子为君，入心、脾、肾经，温壮元阳，破散阴寒，回阳救逆。生用则能迅达内外以温阳逐寒。臣以辛热之干姜，入心、脾、肺经，温中散寒，助阳通脉。附子与干姜同用，一温先天以生后天，一温后天以养先天，相须为用，相得益彰，温里回阳之力大增，是回阳救逆的常用组合。炙甘草之用有三：一则益气补中，使全方温补结合，以治虚寒之本；二则甘缓姜、附峻烈之性，使其破阴回阳而无暴散之虞；三则调和药性，并使药力作用持久，是为佐药而兼使药之用。综观本方，药简力专，大辛大热，使阳复厥回，故名“四逆汤”。

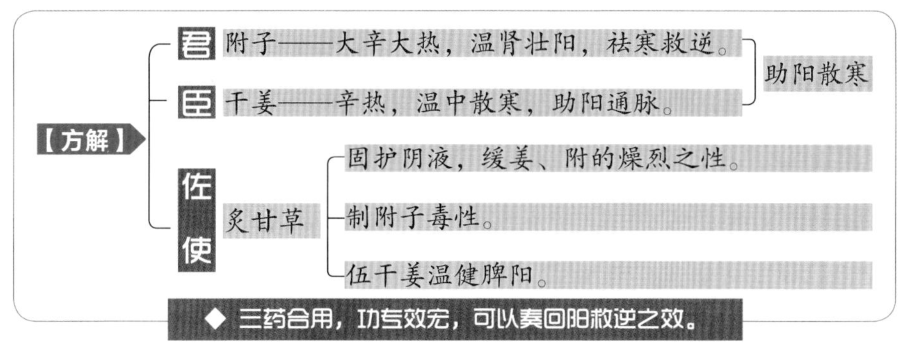

【运用】

1. **辨证要点**　本方为肾阳衰微、阴寒内盛而设。临床以四肢厥冷、神疲欲寐、舌淡苔白、脉微细为辨证要点。

2. **现代运用**　本方常用于急性心衰、心肌梗死、急慢性胃肠炎吐泻失水或急性病大汗出见休克等属亡阳欲脱者。

3. **使用注意**　四肢厥冷属真热假寒者，禁用本方。

【方论精粹】

1. 费伯雄《医方论》：“四逆汤为四肢厥冷而设，仲景立此方以治伤寒之少阴病。若太阴之腹痛下利，完谷不化；厥阴之恶寒不汗，四肢厥冷者亦宜之。盖阴惨之气深入于里，真阳几微欲脱，非此纯阳之品，不足以破阴气而发阳光；又恐姜、附之性过于燥烈，反伤上焦，故倍用甘草以缓之。立方之法，尽美尽善，……四逆者，必手冷过肘，足冷过膝，脉沉细无力，腹痛下利等象皆备，方可用之，否则不可轻投。”

2. 汪苓友《伤寒论辨证广注》：“少阴病本脉微细，但欲寐。今者轻取之微脉不见，重取之细脉几亡，伏匿而至于沉，此寒邪深入于里，殆将入脏，温之不容以不急也。少迟则恶寒身踡、吐痢躁烦不得卧寐，手足逆冷，脉不至等死证立至矣，四逆汤之用其可缓乎？”

葛根汤

【方歌】

葛根桂枝加葛黄，无汗项背几几强，
二阳合病下利治，刚痉无汗角弓张。

【方源】《伤寒论·辨太阳病脉证并治》：“太阳病，项背强几几，无汗恶风，葛根汤主之。”

【组成】葛根12克，麻黄（去节）、生姜（切）各9克，桂枝（去皮）、炙甘草、白芍各6克，大枣（擘）12枚。

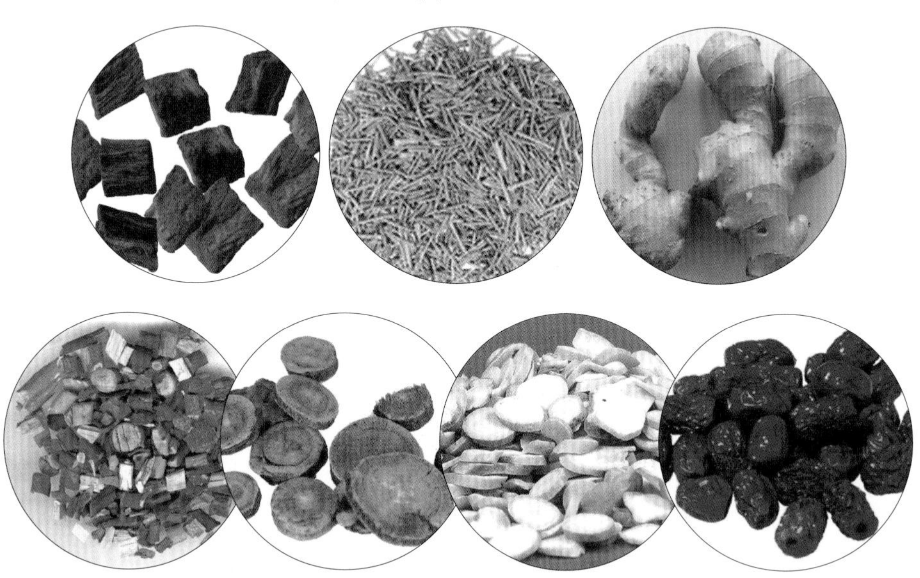

【用法】上七味，以水1升，先煮麻黄、葛根，减至800毫升，去上沫，纳诸药，再煮取300毫升，去滓，每次温服150毫升，覆取微似汗。

【功用】发汗解表，升津舒筋。

【主治】外感风寒表实，恶寒发热，头痛，项背强几几，身痛无汗，腹微痛，或下利，或干呕，或微喘，舌淡苔白，脉浮紧者。

【方义方解】 方中葛根升津液，濡筋脉为君；麻黄、桂枝疏散风寒，发汗解表为臣；白芍、甘草生津养液，缓急止痛为佐；生姜、大枣调和脾胃，鼓舞脾胃生发之气为使。诸药合用，共奏发汗解表、升津舒筋之功。

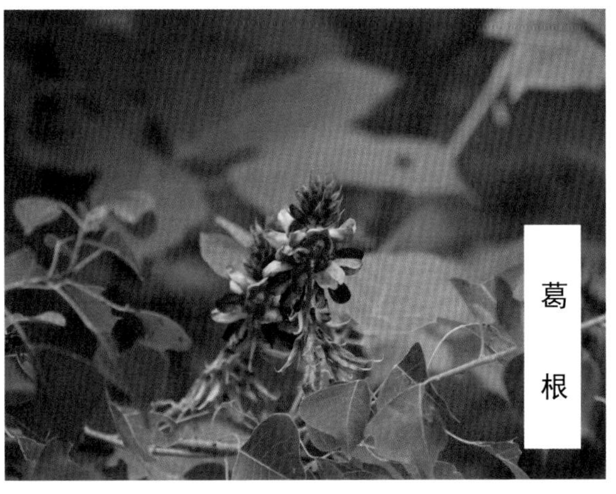
葛根

【运用】

1. **辨证要点** 主要用于治疗风寒表实，太阳经气不舒，或内迫阳明所致的下利证。临床应用以发热畏寒、项强几几为其辨证要点。

2. **加减变化** 如见有汗者，可去麻黄；表邪犯胃作呕者，加半夏，感寒夹滞，见腹胀下利者，加大黄、黄芩、黄连；头痛剧烈者，加蔓荆子、藁本；伴风疹者，加川芎、防风、蝉蜕等。

3. **现代运用** 主要用于治疗感冒、流行性感冒、上呼吸道感染、流脑、乙脑，荨麻疹、急性胃肠炎、痢疾、小儿秋季腹泻及发热；也有用于治疗各种神经痛，肩凝症、面神经瘫痪及眼睑疾患等病症。

4. **使用注意** 体型瘦弱者，体弱多病者，瘦弱面白多汗者，均应慎用。

【方论精粹】

1. 许宏《金镜内台方议》："葛根性平，能祛风，行于阳明之经，用之为君；麻黄为臣，辅之发汗解表；桂枝、白芍为佐，通行于荣卫之间；甘草、大枣之甘，生姜之辛，以通脾胃之津为使。此方乃治其表实，而兼治其合病、并病者也。"

2. 方有执《伤寒论条辨》："麻黄散太阳之表，葛根解阳明之肌，桂枝主营卫之和，姜、枣健脾胃之弱，甘草者，和中之国老，白芍者，缓中而佐使。夫如是而经中之邪散，则胃中之正回，不分清者自分清，不显治者而治在其中矣。"

葛根加半夏汤

【方歌】

葛根加夏用半升，归芍姜草二两匀。
三麻四葛枣十二，但呕不利服之平。

【方源】《伤寒论·辨太阳病脉证并治》："太阳与阳明合病，不下利，但呕者，葛根加半夏汤主之。"

【组成】葛根 12 克，麻黄（去节）、半夏（洗）各 9 克，炙甘草、白芍、桂枝（去皮）、生姜（切）各 6 克，大枣（擘）12 枚。

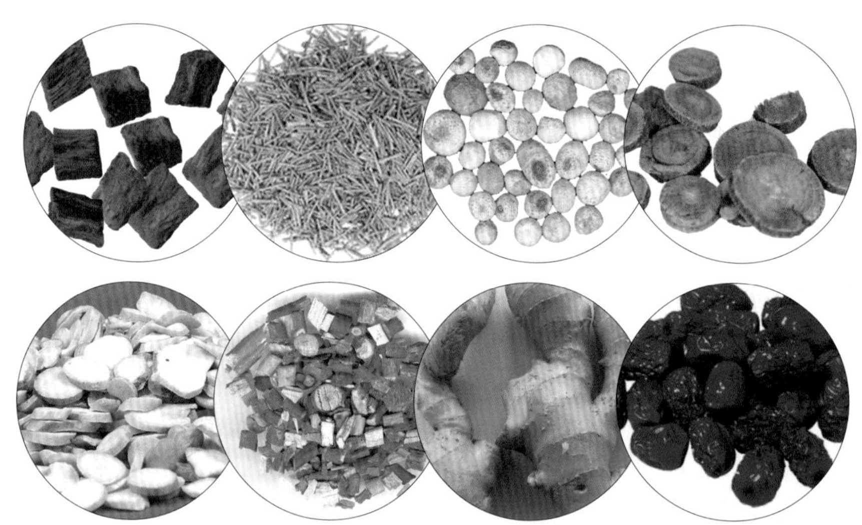

【用法】上八味，以水 1 升，先煮葛根、麻黄，减至 800 毫升，去白沫，纳诸药，煮取 300 毫升，去滓，温服 100 毫升，覆取微似汗。

【功用】发汗解表，舒筋止呕。

【主治】外感风寒，头痛，项背强直拘急，无汗，口不渴，呕逆，苔白，脉浮者。

【方义方解】 本方即葛根汤加半夏，用葛根汤以解表散寒而和中，加半夏以降逆止呕化痰饮而安胃气。

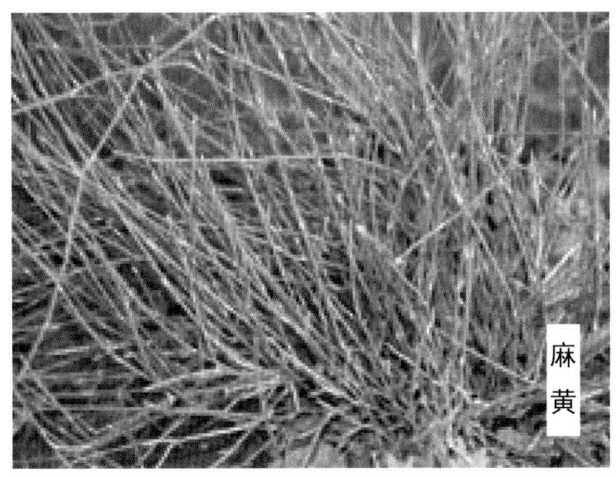
麻黄

【运用】

1. **辨证要点** 本方以发热、恶风寒、无汗、头痛、胃脘疼痛、呕吐、舌淡、舌苔薄白、脉紧或浮为辨证要点。

2. **加减变化** 呕吐甚者，加紫苏、黄连；眩晕甚者，加天麻；项背强者，加葛根、羌活、独活；腹痛者，加陈皮、白术、木香、槟榔。

3. **现代运用** 可用于治疗西医临床中的急、慢性肠胃炎，慢性非特异性溃疡性结肠炎，肠胃型感冒等。只要符合其主治病变证机，也可加减运用，辅助治疗慢性支气管炎等。

4. **使用注意** 温热、湿热或无表证虚寒泄泻者忌用。

【方论精粹】

1. 成无己《注解伤寒论》："邪气外甚，阳不主里，里气不和，气下而不上者，但下利而不呕；里气上逆而不下者，但呕而不下利。与葛根汤以散其邪，加半夏以下逆气。"

2. 陆渊雷《伤寒论今释》："胃肠为津液之策源地，在肠之津液被迫，则下注而为利，在胃之津液被迫，则上逆而为呕，各从其近窍出也。下利者，得麻桂之启表，葛根之升津，而利自止。呕者，犹恐升津之力助其逆势，故半夏以镇之。"

3. 周扬俊《伤寒论三注》："中风伤寒，自有定责，今虽呕而无汗出证，所以不用桂枝葛根汤，而仍用葛根汤加半夏者，正以麻黄、葛根祛两经之寒邪，半夏主上气呃逆，消心膈痰饮也。可见同一邪也，呕者上逆，则不下走，葛根汤证下利，则不上逆，倘有兼之者，是其势已甚，又非此方可以治之也。"

葛根黄芩黄连汤

【方歌】

葛根黄芩黄连汤，再加甘草共煎尝，
邪陷阳明成热利，清里解表保安康。

【方源】《伤寒论·太阳病脉证并治》："太阳病，桂枝证，医反下之，利遂不止。脉促者，表未解也；喘而汗出者，葛根黄芩黄连汤主之。"

【组成】葛根 15 克，炙甘草 6 克，黄芩、黄连各 9 克。

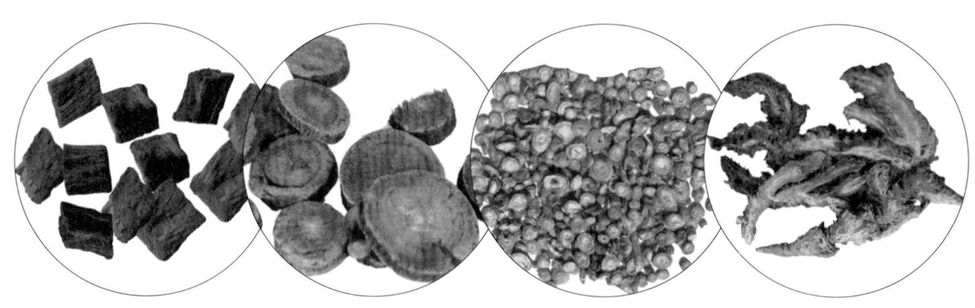

【用法】上四味，以水 8 升，先煮葛根，减 2 升，纳诸药，煮取 2 升，去滓，分温再服。

【功用】解表清里。

【主治】协热下利。身热下利，胸脘烦热，口中作渴，喘而汗出，舌红苔黄，脉数或促。

【方义方解】本方证是因伤寒表证未解，邪陷阳明所致。此时表证未解，里热已炽，故见身热口渴、胸闷烦热、口干作渴；里热上蒸于肺则作喘，外蒸于肌表则汗出；热邪内迫，大肠传导失司，故下利臭秽、肛门有灼热感；舌红苔黄，脉数，皆为里热偏盛之象。表未解而里热炽，治宜外解肌表之邪，内清肠胃之热。

方中重用葛根为君，甘辛而凉，入脾胃经，既能解表退热，又能升发脾胃清阳之气而治下利。以苦寒之黄连、黄芩为臣，清热燥湿，厚肠止利。甘草甘缓和中，调和诸药，为本方佐使。

君	葛根	解肌透邪，升脾胃清阳	四药合用，外疏内清，表里同治，使表解里和，热利自愈。
臣	黄芩	清热燥湿	
	黄连	清热燥湿，厚肠胃	
佐使	甘草	养胃气，调和药性	

【运用】

1. **辨证要点**　本方简称葛根芩连汤，是治疗热泻、热痢的常用方。临床应用以身热下利、苔黄脉数为辨证要点。

2. **加减变化**　腹痛者，加炒白芍以柔肝止痛；兼呕吐者，加半夏以降逆止呕；夹食滞者，加山楂以消食；热痢里急后重者，加槟榔、木香以行气而除后重。

3. **现代运用**　本方常用于急性肠炎、肠伤寒、细菌性痢疾、胃肠型感冒等属表证未解，里热甚者。

4. **使用注意**　若虚寒下利者忌用。

【方论精粹】

1. 许宏《金镜内台方议》："太阳病桂枝症，宜发肌表之汗，医反下之，内虚协热，遂利不止……喘而汗出者，即里热气逆所致，故用葛根为君，以通阳明之津而散表邪；以黄连为臣，黄芩为佐，以通里气之热，降火清金，而下逆气；甘草为使，以缓其中而和调诸药者也。且此方亦能治阳明大热下利者，又能治嗜酒之人热喘者，取用不穷也。"

2. 尤怡《伤寒贯珠集》："……是具邪陷于里者十之七，而留于表者十之三，其病为表里并受之病，故其治亦宜表里双解之法。葛根黄连黄芩汤，葛根解肌于表，芩、连清热于里，甘草则合表里而并和之耳。盖风邪初中，病为在表，一入于里，则变为热矣。故治表者，必以葛根之辛凉；治里者，必以芩、连之苦寒也"。

麻黄汤

【方歌】

麻黄汤中用桂枝，杏仁甘草四般施，
发热恶寒头颈痛，喘而无汗服之宜。

【方源】《伤寒论·辨太阳病脉证并治》“太阳病，脉浮紧，无汗，发热，身疼痛，八九日不解，表证仍在，此当发其汗。……麻黄汤主之。”

【组成】麻黄（去节）9 克，桂枝 6 克，炙甘草 3 克，杏仁（去皮尖）9 克。

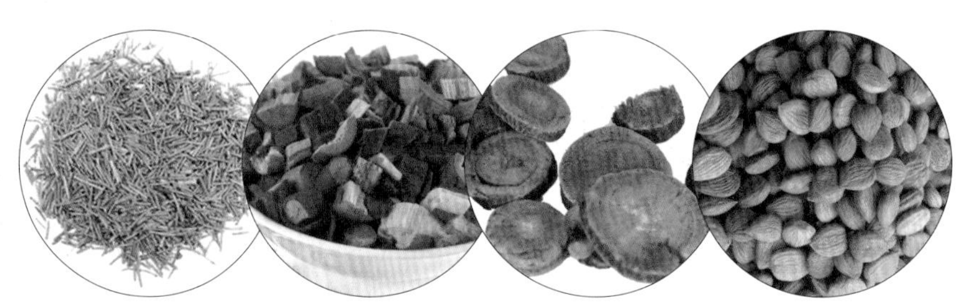

【用法】上四味，以水 9 升，先煮麻黄，减 2 升，去上沫，内诸药，煮取 2.5 升，去滓，温服八合。覆取微似汗，不须啜粥，余如桂枝法将息。

【功用】发汗解表，宣肺平喘。

【主治】外感风寒表实证。恶寒发热，头疼身痛，无汗而喘，舌苔薄白，脉浮紧。

【方义方解】本方证为外感风寒，肺气失宣所致。风寒之邪外袭肌表，使卫阳被遏，腠理闭塞，营阴郁滞，经脉不通，故见恶寒、发热、无汗、头身痛；肺主气属卫，外合皮毛，寒邪外束于表，影响肺气的宣肃下行，则上逆为喘；舌苔薄白、脉浮紧皆是风寒袭表的反映。治当发汗解表，宣肺平喘。

方中麻黄苦辛性温，归肺与膀胱经，善开腠发汗，祛在表之风寒，宣肺平喘，开闭郁之肺气，故本方用以为君药。由于本方证属卫郁营滞，单用麻黄发汗，只能解卫气之闭郁，所以又用透营达卫的桂枝为臣药，解肌发表，温通经脉，既助麻黄解表，使发汗之力倍增；又畅行营阴，使疼痛之症得解。二药相须为用，是辛温发汗的常用组合。杏仁降利肺气，与麻黄相伍，一宣一降，以恢复肺气之宣降，加强宣肺平喘之功，是为宣降肺气的常用组合，为佐药。炙甘草既能调和麻、杏之宣降，又能缓和麻、桂相合之峻烈，使汗出不致过猛而耗伤正气，是使药而兼佐药之用。

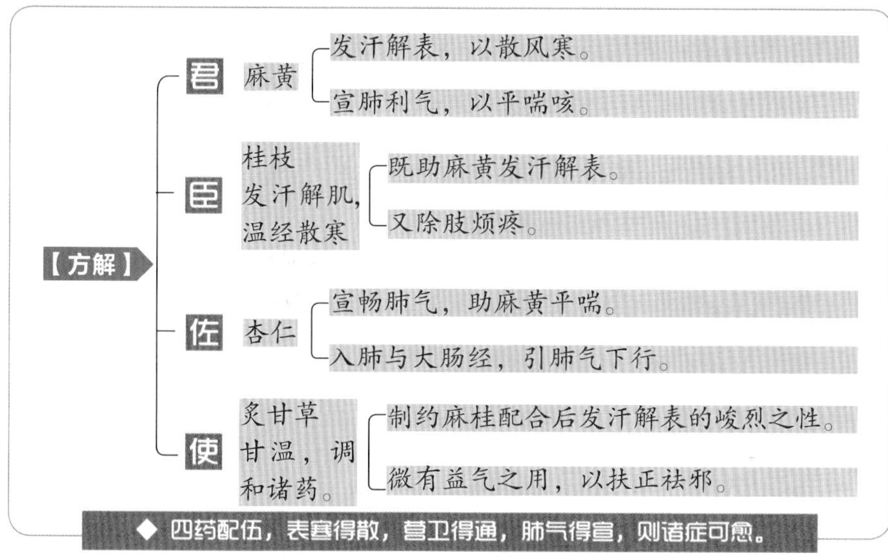

【运用】

1. **辨证要点**　本方是治疗外感风寒表实证的基础方。临床应用以恶寒发热、无汗而喘、脉浮紧为辨证要点。

2. **加减变化**　鼻塞流涕重者，加辛夷、苍耳子以宣通鼻窍；喘急胸闷、咳嗽痰多、表证不甚者，去桂枝，加紫苏子、半夏以化痰止咳平喘；兼里热之烦躁、口干，酌加石膏、黄芩以清泻郁热；夹湿邪而兼见骨节酸痛，加薏苡仁、苍术以祛风除湿。

3. **现代运用**　本方常用于感冒、流行性感冒、急性支气管炎、支气管哮喘等属风寒表实证者。

4. **使用注意**　本方为辛温发汗之峻剂，故《伤寒论》对“疮家”“淋家”“衄家”“亡血家”，以及外感表虚自汗、血虚而脉兼“尺中迟”、误下而见“身重心悸”等，虽有表寒证，亦皆禁用。麻黄汤药味虽少，但发汗力强，不可过服，否则，汗出过多必伤人正气。

【方论精粹】

1. 李时珍引《伤寒论集注》：“仲景治伤寒无汗用麻黄，有汗用桂枝。未有究其精微者，津液为汗，汗即血也，在荣则为血，在卫则为汗……然风寒之邪，皆由皮毛而入，皮毛者肺之合也。肺主卫气，包罗一身，天之象也。是证虽属乎太阳而肺实受邪。故其面赤怫郁，咳嗽有痰喘，喘而胸满。盖皮毛外闭，则邪热内攻而肺气愤郁。故用麻黄、甘同桂，引出营分之邪，达之肌表；佐以杏仁泻肺而利气……是则麻黄汤虽太阳发汗重剂，实为发散肺经火郁之药也。”

2. 许宏《金镜内台方议》：“阴盛阳虚，汗之则愈，下之则死。今此头痛发热，身疼腰痛，骨节疼痛，恶寒无汗而喘者，此阴盛也。若脉浮紧者，为寒邪外盛，故与麻黄汤，汗之则愈也。此正伤寒发汗之证也，头痛体痛，骨节腰痛者，乃寒气不得散，循太阳之经，自足行于背膂而升于头者也；发热者，寒重生热也；恶寒无汗者，则阴寒伤营，营实而卫虚，故无汗而喘也。麻黄味苦辛，专主发汗，故用之为君；桂枝辛热，以辛热之气佐以散寒邪，用之为臣；杏仁能散气解表，用之为佐；甘草能安中，用之为使。经曰：‘寒淫于内，治以甘热，佐以苦辛。’是也。先圣配此四味之剂，以治伤寒者，乃主伤寒脉浮紧无汗者之所至也。若脉微弱自汗者，不可服此也。”

3. 吴昆《医方考》：“太阳伤寒，头痛发热，身疼腰痛，骨节不利，恶寒无汗而喘，脉来尺寸俱紧者，麻黄汤主之。足太阳经，起目内眦，循头背腰，故所过疼痛不利；寒邪外束，人身之阳不得宣越，故令发热；寒邪在表，不复任寒，故令恶寒；寒主闭藏，故令无汗；人身之阳，既不得宣越于外，则必壅塞于内，故令作喘；寒气刚劲，故令脉紧。麻黄之形，中空而虚；麻黄之味，辛温而薄。空则能通腠理，辛则能散寒邪，故令为君。佐以桂枝，取其解肌；佐以杏仁，取其利气；入甘草者，亦辛甘发散之谓。抑太阳无汗，麻黄之用固矣。若不斟酌人品之虚实，时令之寒暄，则又有汗多亡阳之戒。汗多者宜扑粉，亡阳者宜附子汤。”

大青龙汤

【方歌】

大青龙汤桂麻黄，杏草石膏姜枣藏，
太阳无汗兼烦躁，散寒清热此方良。

【方源】 《伤寒论·辨太阳病脉证并治》："太阳中风，脉浮紧，发热恶寒，身疼痛，不汗出而烦躁者，大青龙汤主之。"

"伤寒脉浮缓，身不疼，但重，乍有轻时，无少阴证者，大青龙汤发之。"

【释名】

青龙者，东方木神
- 宣畅肺气，助麻黄平喘。
- 入肺与大肠经，引肺气下行。

【组成】 麻黄（去节）12 克，桂枝（去皮）4 克，炙甘草 5 克，杏仁（去皮、尖）6 克，生姜（切）9 克，大枣（擘）10 枚，石膏（碎）20 克。

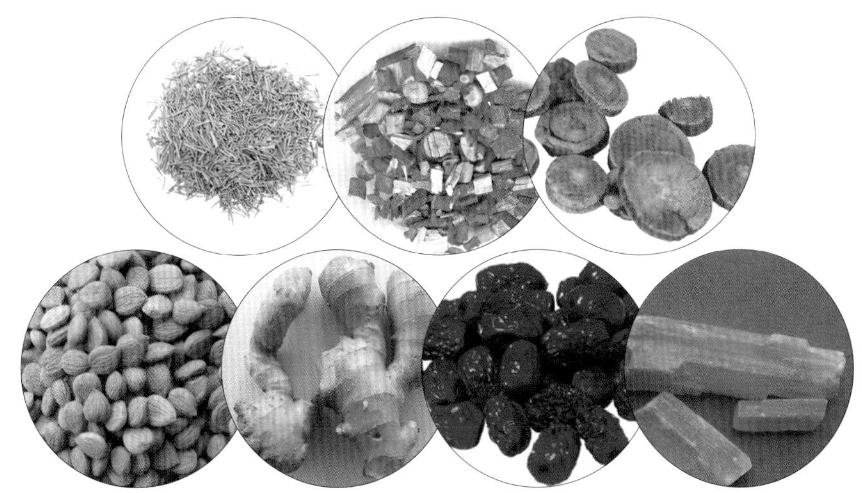

【用法】 上七味，用水 900 毫升，先煮麻黄，减 200 毫升，去上沫，纳诸药，煮取 300 毫升，去滓，温服 100 毫升。取微似汗。汗出多者，温粉粉之，一服汗者，停后服。若复服，汗多亡阳，恶风烦躁，不得眠。

【功用】 发汗解表，清热除烦。

【主治】 外感风寒，兼有里热，恶寒发热，身疼痛，无汗烦躁，脉浮紧。亦治溢饮，见上述症状而兼喘咳面浮者。

【方义方解】 本方是以麻黄汤加重麻黄、甘草的用量再加石膏、生姜、大枣所组成。麻黄汤功能发汗解表，本方加重麻黄则发汗解表之力更强；增加石膏清内热，除烦躁；倍甘草，加姜、枣，是和中气，调营卫，助汗源。诸药合用，共奏发汗解表、清热除烦之功。

【运用】

1. **辨证要点** 本方是治疗外感风寒兼有里热证。临床应用以恶寒发热、头身疼痛、无汗、烦躁、口渴、脉浮紧为辨证要点。

2. **加减变化** 里热明显者，增加石膏用量，配以天花粉。咽喉痛甚者加银花、连翘、牛蒡子，浮肿者加茯苓、泽泻、紫苏叶，热甚者加大青叶、蝉蜕，气血虚甚者加黄芪、白术、生地黄、何首乌，瘀甚者加当归、丹参，小儿夏季外感高热，咽红、扁桃体大加金银花、蒲公英、牛蒡子，烦躁不安加钩藤、蝉蜕。

3. **现代运用** 常用于治疗流感、暑热、急性肾炎、瘾疹、小儿夏季外感高热。

4. **使用注意** 本方发汗作用强烈。体质较好者，用之无妨；体质较弱者，应当慎用；若脉搏微弱，出汗容易受凉者，应当禁用。

【方论精粹】

1. 王子接《绛雪园古方选注》："麻黄、桂枝、越婢，互复成方，辛热之剂复以石膏，变为辛凉。正如龙为阳体，而变其用为阴雨也。方义专主泄卫，故不用芍药；欲其直达下焦，故倍加铢两，从卫分根本上泄邪，庶表里郁热之气，顷刻致和。《内经》治远以奇方大制，故称大青龙。"

2. 徐大椿《伤寒论类方》："此方含麻桂而用石膏，何以发汗如是之烈。盖麻黄汤，麻黄用二两，此用六两；越婢汤，石膏用半斤，而此用鸡子大一块。一剂三药，除大枣，约共十六两，以今称之，亦重三两有余，则发汗之重剂矣！虽少加石膏，终不足以相制也。"

小青龙汤

【方歌】

> 小青龙汤最有功，风寒束表饮停胸，
> 细辛半夏甘和味，姜桂麻黄芍药同。

【方源】《伤寒论·辨太阳病脉证并治》："伤寒表不解，心下有水气，干呕，发热而咳，或渴，或利，或噎，或小便不利，少腹满，或喘者，小青龙汤主之。"

【组成】麻黄（去节）、白芍、半夏（洗）各 9 克，细辛、干姜、五味子各 3 克，炙甘草、桂枝（去皮）各 6 克。

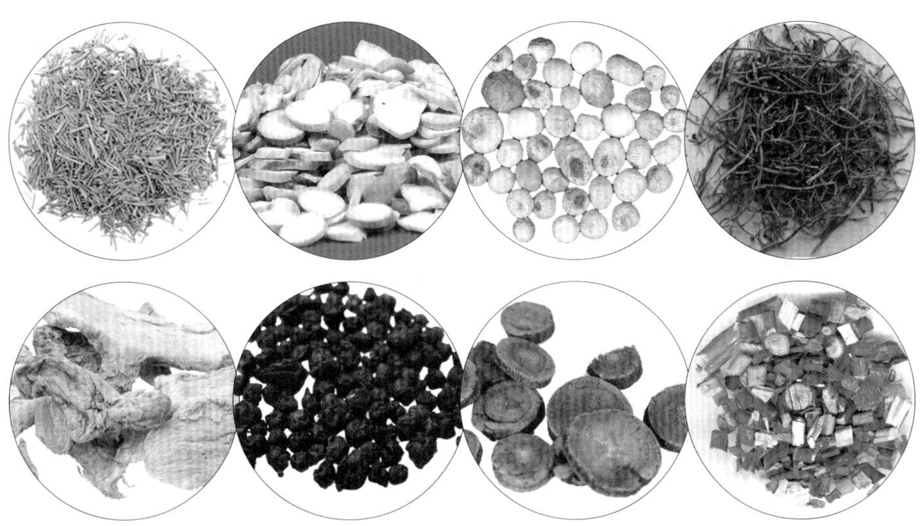

【用法】上药八味，以水 1 升，先煮麻黄去上沫，纳诸药，煮取 300 毫升，去滓，分两次温服。一服汗者，停后服。若复服，汗多亡阳，恶风烦躁，不得眠。

【功用】解表散寒，温肺化饮。

【主治】外寒内饮证。恶寒发热，无汗，胸痞喘咳，痰多而稀，或痰饮喘咳，不得平卧，或身体疼重，头面四肢浮肿，舌苔白滑，脉浮者。

【方义方解】 本证由风寒束表，卫阳被遏，表寒引动内饮所致。治疗以解表散寒，温肺化饮为主。水寒相搏，内外相引，饮动不居，水寒射肺，肺失宣降，故咳喘痰多而稀；水停心下，阻滞气机，故胸痞；饮动则胃气上逆，故干呕；水饮溢于肌肤，故浮肿身重；舌苦白滑，脉浮为外寒里饮之佐证。对此外寒内饮之证，若不疏表而徒治其饮，则表邪难解；不化饮而专散表邪，则水饮不除。故治宜解表与化饮配合，一举而表里双解。

方中麻黄、桂枝相须为君，发汗散寒以解表邪，且麻黄又能宣发肺气而平喘咳，桂枝化气行水以利里饮之化。干姜、细辛为臣，温肺化饮，兼助麻、桂解表祛邪。然而素有痰饮，脾肺本虚，若纯用辛温发散，恐耗伤肺气，故佐以五味子敛肺止咳、白芍和营养血；半夏燥湿化痰，和胃降逆，亦为佐药。炙甘草兼为佐使之药，既可益气和中，又能调和辛散酸收之品。

<table>
<tr><td rowspan="2">君</td><td rowspan="2">针对表寒</td><td>麻黄</td><td>发汗解表，宣肺平喘，发汗利水</td></tr>
<tr><td>桂枝</td><td>发汗解表——助麻黄；
温阳化饮——助里饮之化</td></tr>
<tr><td rowspan="2">臣</td><td rowspan="2">针对里饮</td><td>干姜</td><td>辛热，温脾以退化水饮，温肺以通调水道</td></tr>
<tr><td>细辛</td><td>辛温，温肺化饮，起肾之阳气，助表邪外出</td></tr>
<tr><td rowspan="3">佐</td><td>半夏</td><td colspan="2">燥湿化痰，和胃降逆</td></tr>
<tr><td>五味子</td><td>酸收敛气</td><td rowspan="2">五味子与白芍配伍，一散一收，既可增强止咳平喘之功，又可制约诸药辛散温燥太过之弊；散中有收，开中有合，使风寒解，水饮去，宣降复，则诸症自平。</td></tr>
<tr><td>白芍</td><td>和营养血</td></tr>
<tr><td>佐使</td><td>炙甘草</td><td colspan="2">益气和中，调和诸药</td></tr>
</table>

【运用】

1. **辨证要点** 本方是治疗外感风寒、寒饮内停喘咳的常用方。临床应用以恶寒发热、无汗、喘咳、痰多而稀、舌苔白滑、脉浮为辨证要点。因本方辛散温化之力较强，应以确属水寒相搏于肺者，方宜使用，且视病人体质强弱酌定剂量。

2. **加减变化** 兼有热象而出现烦躁者，加黄芩、生石膏以清郁热；外寒证轻者，可去桂枝，麻黄改用炙麻黄；鼻塞、清涕多者，加苍耳子、辛夷以宣通鼻窍；兼喉中痰鸣，加射干、杏仁、款冬花以化痰降气平喘；兼水肿者，加猪苓、茯苓以利水消肿。

3. **现代运用** 本方常用于支气管炎、支气管哮喘、百日咳、肺炎、肺心病、卡他性眼炎、过敏性鼻炎、卡他性中耳炎等属于外寒里饮证者。

4. **使用注意** 因本方多温燥之品，故阴虚干咳无痰或痰热证者，不宜使用。

【方论精粹】

1. 俞根初等《重订通俗伤寒论》："风寒外搏，痰饮内伏，发为咳嗽气喘者，必须从小青龙加减施治。盖君以麻、桂辛温泄卫，即佐以芍、草酸甘护营。妙在干姜与五味拌捣为臣，一温肺阳而化饮，一收肺气以定喘。又以半夏之辛滑降痰，细辛之辛润行水，则痰饮悉化为水气，自然津津汗出而解。若不开表而徒行水，何以解风寒之搏束？若一味开表，而不用辛以行水，又何以去其水气？此方开中有合，升中有降，真如神龙之变化莫测。设非风寒而为风温，麻、桂亦不可擅用，学者宜细心辨证，对证的使用也。"

2. 张秉成《成方便读》："前方（指大青龙汤）因内有郁热而表不解，此方因内有水气而表不解。然水气不除，肺气壅遏，营卫不通，虽发表何由得汗？故用麻黄、桂枝解其表，必以细辛、干姜、半夏等辛燥之品，散其胸中之水，使之随汗而出。《金匮》所谓腰以上者，当发汗，即《内经》之'开鬼门'也。水饮内蓄，肺必逆而上行，而见喘促上气等证。肺苦气上逆，急食酸以收之，以甘缓之，故以白芍、五味子、甘草三味，一以防肺气之耗散，一则缓麻、桂、姜、辛之刚猛也。名小青龙者，以龙为水族，大则可以兴云致雨，飞腾于宇宙之间；小则亦能治水驱邪，潜隐于波涛之内耳。"

麻黄杏仁甘草石膏汤

【方歌】

伤寒麻杏甘石汤，汗出而喘法度良，
辛凉宣泄能清肺，定喘除热效力彰。

【方源】《伤寒论·辨太阳病脉证并治》："发汗后，不可更行桂枝汤。汗出而喘，无大热者，可与麻黄杏仁甘草石膏汤。"

【组成】麻黄（去节）、杏仁（去皮尖）各9克，炙甘草6克，石膏（碎、绵裹）18克。

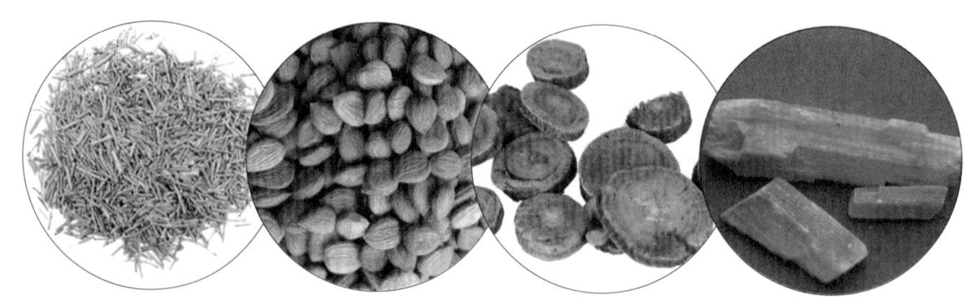

【用法】上四味，用水1.4升，煮麻黄，去上沫，纳诸药，煮取400毫升，去滓，温服200毫升。

【功用】辛凉宣肺，清热平喘。

【主治】表邪未解，肺热咳喘证。身热不解，咳逆气急鼻煽，口渴，有汗或无汗，舌苔薄白或黄，脉浮而数者。

【方义方解】本方主治证是由风热袭肺，或风寒郁而化热，壅遏于肺所致。肺中热盛，气逆伤津，所以有汗而身热不解，喘逆气急，甚则鼻翼翕动，口渴喜饮，脉滑而数。此时急当清泄肺热，自然热清气平而喘渴亦愈。所以方用麻黄为君，取其能宣肺而泄邪热，是"火郁发之"之义。但其性温，故配伍辛甘大寒之石膏为臣药，而且用量倍于麻黄，使宣肺而不助热，清肺而不留邪，肺气肃降有权，喘急可平，是相制为用。杏仁降肺气，用为佐药，助麻黄、石膏清肺平喘。炙甘草既能益气和中，又与石膏合而生津止渴，更能调和于寒温宣降之间，所以是佐使药。综观药虽四味，配伍严谨，用量亦经斟酌，尤其治肺热而用麻黄配石膏，是深得配伍变通灵活之妙，所以清泄肺热，疗效可靠。

君	麻黄	辛甘温，宣肺解表而平喘	两药相配，既能宣肺，又能泄热。
臣	石膏	辛甘大寒，清泄肺胃之热以生津	
佐	杏仁	苦降肺气，止咳平喘	既助石膏沉降下行，又助麻黄泻肺热。
佐使	炙甘草	顾护胃气，防石膏之大寒伤胃，调和麻黄、石膏之寒温。	

【运用】

1. **辨证要点** 本方清宣肺热，为治疗肺热咳喘的主要方剂。本方以身热喘急、口渴脉数为辨证要点。

2. **加减变化** 后世用于风寒化热，或风热所伤，但见肺中热盛，身热喘急，口渴脉数，无论有汗、无汗，便以本方加减治疗，服后辄效。因肺中热甚，蒸迫津液，固然有汗，若津液大伤，则汗少或无汗。此时当加重石膏用量，或加炙桑皮、芦根、知母之属。若无汗而见恶寒，是虽邪已入里化热，但在表之风寒未尽，或是风温而挟风寒所致，当酌加解表之品，如荆芥、薄荷、淡豆豉、牛蒡子之类，在用清泄肺热为主的同时，开其皮毛，使肺热得泄而愈。所以临证用本方，不必拘于“汗出而喘”，但当细审无汗之故，或加清热生津之品，或加辛散解表之属，自然药证相当，应手而效。

3. **现代运用** 本方常用于加减治疗急性支气管炎、肺炎、支气管哮喘等属外感风邪、肺热壅闭者。

4. **使用注意** 本方与麻黄汤同治身热而喘，但麻黄汤治风寒实喘，本方治风热实喘，寒温不同，不可混淆。

【方论精粹】

1. 柯琴《伤寒来苏集》："石膏为清火之重剂，青龙、白虎皆赖以建功，然用之不当，适足以招祸。故青龙以无汗烦躁，得姜，桂以宣卫外之阳也；白虎以有汗烦渴，须粳米以存胃中之液也。此但热无寒，故不用姜，桂，喘不在胃而在肺，故不须粳米。其意重在存阴，……故于麻黄汤去桂枝之监制，取麻黄之开，杏仁之降，甘草之和，倍石膏之大寒，除内外之实热，斯溱溱汗出，而内外之烦热与喘悉除矣。"

2. 盛心如《中国医药汇海・方剂部》："按仲师大论，于发汗后不可更行桂枝汤，汗出而喘，无大热者，麻杏石甘汤主之。柯韵伯于此则谓'无汗而喘，大热'。盖汗出而喘者，热壅于肺也；无汗而喘者，热闭于肺也。壅于肺者，皮毛开，故表无大热。热闭于肺，则皮毛亦闭，故表热甚壮。是以不论有汗无汗，皆以麻杏石甘为主。盖以石膏清其里热；有汗者，得麻黄疏泄，而壅者亦宣；无汗者，得麻黄疏散，而闭者亦开；有杏仁以定喘，甘草以泻火，烦热乌有不解者乎。"

附：各方麻黄石膏用量比例

方	麻黄石膏用量比例	主要功效
大青龙汤	2：1	麻黄主要是散邪(风寒)
越婢汤	3：4	宣肺力大，全方治风水为主
麻杏石甘汤	1：2	麻黄宣肺平喘，全方清热为主

桂枝甘草汤

【方歌】

桂枝甘草补心虚，两手叉冒已浇漓，
汗多亡液心阳弱，药少力专不须疑。

【方源】 《伤寒论·辨太阳病脉证并治》："发汗过多，其人叉手自冒心，心下悸，欲得按者，桂枝甘草汤主之。"

【组成】 桂枝 12 克，炙甘草 6 克。

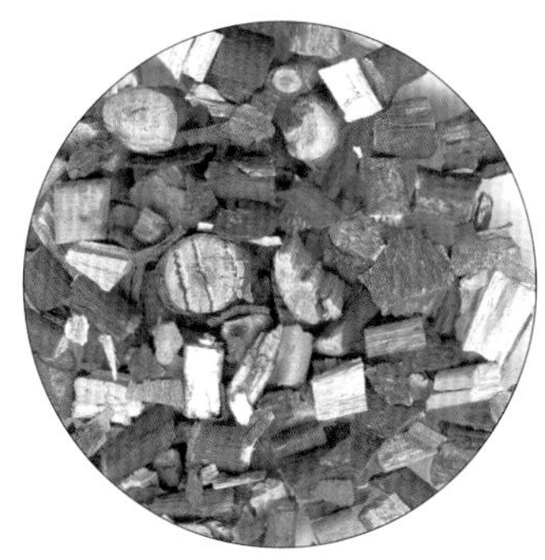

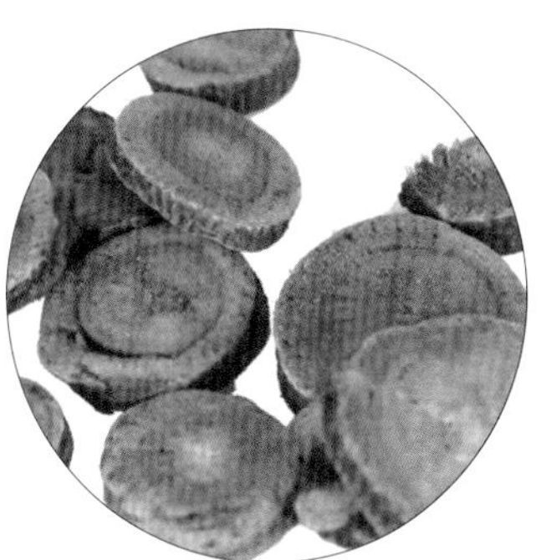

【用法】 上药二味，以水 600 毫升，煮取 200 毫升，去滓，顿服。

【功用】 补助心阳，生阳化气。

【主治】 发汗过多，其人叉手自冒心，心下悸，欲得按者。

【方义方解】 方中用桂枝入心，辛温助阳，甘草甘温益气，再助心中阳气复生。二药合用，辛甘化阳，阳复而阴济，使心得以安宁。

【运用】

1. **辨证要点** 本方以心悸或胸闷、汗出、或胃中悸动、舌质淡、舌苔薄白、脉虚无力为辨证要点。

2. **加减变化** 气虚短气者，加人参或西洋参、黄芪以益气补虚；阳虚恶寒者，加干姜、附子以温阳散寒；血虚头晕目眩者，加龙眼肉、当归以滋补阴血；怔忡者，加远志、酸枣仁以安神定志；夹郁热心烦者，加茯苓、知母以清心除烦安神。

3. 现代运用 可用于治疗心律失常、心动过缓、心肌缺血、风湿性心脏病、肺源性心脏病、冠心病等。只要符合其主治病变证机，也可加减运用，辅助治疗如慢性胃炎、结肠炎、胃及十二指肠溃疡等。

4. 使用注意 心阴虚证、胃阴虚证慎用本方。

【方论精粹】

1. 成无己《注解伤寒论》："桂枝之辛，走肺而益气；甘草之甘，入脾而缓中。"

2. 柯琴《伤寒来苏集》："此补心之峻剂也。桂枝本营分药，得甘草则内补营气而养血，从甘也。此方用桂枝为君，独任甘草为佐，以补心之阳，则汗出多者，不至于亡阳矣；姜之辛散，枣之泥滞，固非所宜；并不用芍药者，不欲其苦泄也。甘温相得，气和而悸自平。"

3. 王子接《绛雪园古方选注》："桂枝复甘草，是辛从甘化，为阳中有阴，故治胸中阳气欲失。且桂枝轻扬走表，佐以甘草留恋中宫，载还阳气，仍寓一表一里之义，故得以外止汗而内除烦。"

桂 枝

药材档案

别名：柳桂、桂枝尖、嫩桂枝。

来源：为樟科植物肉桂的嫩枝。

药材特征：本品呈长圆柱形，多分枝，长 30 ~ 75 厘米，粗端直径 0.3 ~ 1 厘米。表面红棕色至棕色，有纵棱线、细皱纹及小疙瘩状的叶痕、枝痕和芽痕，皮孔点状。质硬而脆，易折断。切片厚 2 ~ 4 毫米，断面皮部红棕色，木部黄白色至浅黄棕色，髓部略呈方形。有特异香气，味甜、微辛，皮部味较浓。

性味归经：辛、甘，温。归心、肺、膀胱经。

功效主治：发汗解肌，温通经脉，助阳化气，平冲降气。用于风寒感冒，脘腹冷痛，血寒经闭，关节痹痛，痰饮，水肿，心悸，奔豚。

用量用法：3 ~ 10 克，煎服。

茯苓桂枝甘草大枣汤

【方歌】

苓桂枣甘伏水邪，脐下悸动用则确，
或者上冲发奔豚，甘澜水煮效方捷。

【方源】《伤寒论·辨太阳病脉证并治》："发汗后，其人脐下悸者，欲作奔豚，茯苓桂枝甘草大枣汤主之。"

【组成】茯苓 25 克，桂枝（去皮）12 克，炙甘草 6 克，大枣 15 枚。

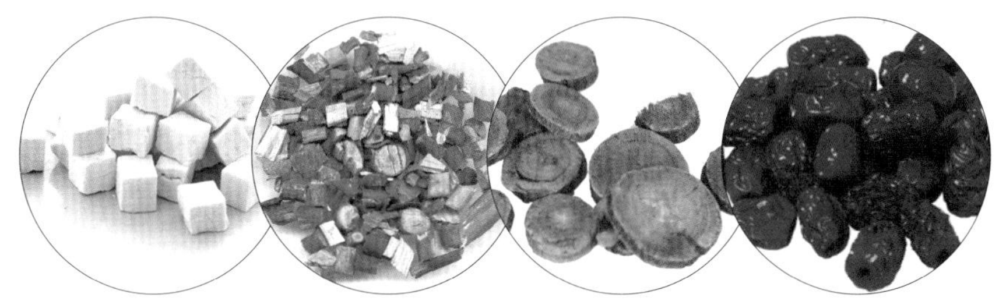

【用法】上四味，以甘澜水 1 升，先煎茯苓减至 800 毫升，纳诸药，煮取 300 毫升，去滓，温服 100 毫升，一日 3 次。

【功用】降逆下气，通阳制水。

【主治】伤寒发汗后，其人脐下悸，欲作奔豚者。

【方义方解】本方重用茯苓以利水消饮；桂枝平冲降逆，得炙甘草还可通阳；大枣、甘草健脾培土，以制水饮。诸药同用，共奏利水通阳、平冲降逆之功。方中先煎茯苓，是取久煎味厚力强，以便发挥其渗泄下行之功。至于方中用甘澜水煎药，注家约有两种解释，一种认为是取其水扬之后无力，即全无水阴柔之性，从而不助下焦水饮之邪，如程林皆持此说。一种认为本证属奔豚上逆，治宜"凭高弹压"，但水性下趋，茯苓又先煎，以致全方渗泄下行之力较强，然恐药力不能顾及上焦，欲将水扬作甘澜，以减缓其下趋之性，使药力少少流连于上焦，从而发挥作用。高学山即此说。二者各有一定的道理，可合参之。

【运用】

1. **辨证要点**　临床辨证以患者易心悸脐跳，易头晕，舌质多淡红、肿大而有齿痕，脉虚缓为辨证要点。

2. **加减变化**　神经官能症夜不寐者加白术、合欢皮、夜交藤、炒酸枣仁、川芎；痰饮眩晕加夏枯草、钩藤。

3. **现代运用**　癔症、神经衰弱、失眠、心血管神经官能症、腹主动脉瘤、奔豚病、脏躁病、慢性胃炎、胃肠神经官能症、消化不良、胃肠道功能紊乱、胃液分泌过多、耳源性眩晕、更年期综合征、心源性水肿、耳源性眩晕、更年期综合征、心源性水肿等。

4. **使用注意**　兼口苦喜冷者忌之。

【方论精粹】

1. 成无己《注解伤寒论》："本方用茯苓以伐肾邪。桂枝能泄奔豚。甘草、大枣之甘滋助脾土以平肾气。煎用甘澜水者，扬之无力，取不助肾气也。"

2. 方有执《伤寒论条辨》："脐下悸者，肾乘心，汗后液虚，欲上凌心而克之，故动惕于脐下也。欲作，待作而未做之谓。"

3. 徐彬《金匮要略论注》："仲景论证，每合数条以尽其变，故如奔豚一证，由于惊发，则合四部，见其因同而证异，庶知奔豚之所自来。又即言其气从少腹冲至咽喉，以见此病之极。则又即言其兼腹痛，而往来寒热，以见此证从表未清来，而有在半表里者，则于内为多。又即言其兼核起，而无他病者，以见此证有只在太阳而未杂他经者，则于表为多。又即言汗后脐下悸，欲作奔豚而未成者，以见此证有表去之后，余邪侵肾者，则水气为多。故曰冲咽喉，曰冲胸，曰冲心，曰脐下悸，而浅深燎然。用和解，用伐肾，用桂不用桂，而酌治微妙，奔豚一证，病因证治，无复剩义。苟不会仲景立方之意，则峻药畏用，平剂寡效，岂真占方不宜于今耶。"

茯苓桂枝白术甘草汤

【方歌】

苓桂术甘温药方，气上冲胸水为殃，
头眩心悸阴邪重，咳嗽短气功效彰。

【方源】《伤寒论·辨太阳脉证并治》："伤寒，若吐若下后，心下逆满，气上冲胸，起则头眩，脉沉紧，发汗则动经，身为振振摇者，茯苓桂枝白术甘草汤主之。"

【组成】茯苓12克，桂枝（去皮）9克，白术、炙甘草各6克。

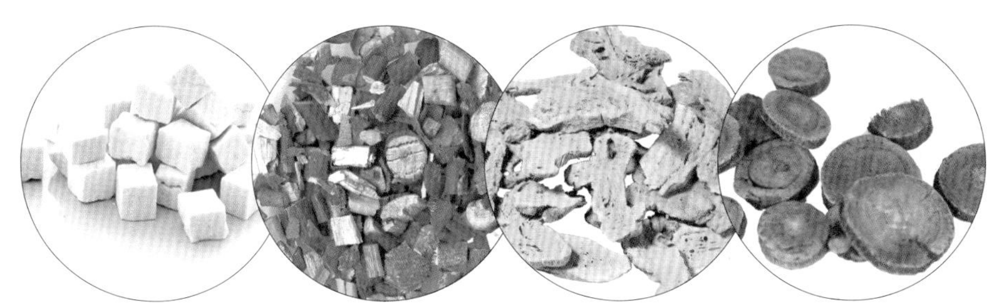

【用法】上药四味，以水600毫升，煮取300毫升，去滓，分3次温服。

【功用】温阳利水，健脾化饮。

【主治】痰饮，胸胁支满，目眩心悸，短气而咳，舌苔白滑，脉弦滑或沉紧。

【方义方解】方中茯苓健脾渗湿，祛痰化饮为君；白术健脾燥湿，助茯苓运化水湿为臣；桂枝通阳化气为佐；甘草益气和中，调和诸药为使。配合成方，共奏温化痰饮，健脾利湿之功。

【运用】

1. **加减变化** 脾虚甚者，当再加党参以益气补脾；痰多者，可加陈皮、制半夏以燥湿化痰。

2. **现代运用** 本方常用于治疗慢性支气管炎、支气管哮喘、内耳眩晕症、肺源性心脏病、神经官能症等证属脾虚有痰饮者。

【方论精粹】

1. 许宏《金镜内台方议》："大吐则伤阳，大下则伤阴。今此吐下后，阴阳之气内虚，则虚气上逆，心下逆满，气上冲胸，起则头眩，若脉浮紧者，可发汗。今此脉沉紧者，不可发汗，发汗则动经，身为振振摇者，此阳气外内皆虚也。故用茯苓为君，白术为臣，以益其不足之阳。经曰：'阳不足者，补之以甘'是也。以桂枝为佐，以散里之逆气，以甘草为使，而行阳气且缓中也。"

2. 吕震名《伤寒寻源》："按心下逆满，乃伏饮搏膈。至于气冲头眩，则寒邪上涌，助饮为逆，饮本阴邪，故脉见沉紧，脉沉不宜发汗，误汗则阳益不支，而身为振摇。故以桂枝、茯苓，扶阳化饮；而加白术、甘草，伸太阴之权，以理脾而胜湿，脾乃能为胃行其津液，而膀胱之气始化也。《金匮》用此方以治痰饮，其一曰，心下有痰饮，胸胁支满，目眩，苓桂术甘汤主之。又曰，短气有微饮，当从小便去之，苓桂术甘汤主之。盖治痰饮大法，当以温药和之。温则脾阳易于健运，而阴寒自化。白术、茯苓虽能理脾而胜湿，必合桂枝化太阳之气以伐肾邪，而通水道，方能取效。"

白 术

药材档案

别名：于术、山连、浙术、冬白术、山姜、天蓟。

药材特征：本品为不规则的肥厚团块，长 3 ~ 13 厘米，直径 1.5 ~ 7 厘米。表面灰黄色或灰棕色，有瘤状突起及断续的纵皱和沟纹，并有须根痕，顶端有残留茎基和芽痕。质坚硬不易折断，断面不平坦，黄白色至淡棕色，有棕黄色的点状油室散在；烘干者断面角质样，色较深或有裂隙。气清香，味甘、微辛，嚼之略带黏性。

性味归经：苦、甘，温。归脾、胃经。

功效主治：健脾益气，燥湿利水，止汗，安胎。用于脾虚食少，腹胀泄泻，痰饮眩悸，水肿，自汗，和胃，安胎。

用量用法：6 ~ 12 克，煎服。炒用可增强补气健脾止泻作用。

茯苓四逆汤

【方歌】

> 茯苓四逆少阴虚，心肾阴阳已不支，
> 补阳生附姜甘草，扶阴参苓两药施。

【方源】 《伤寒论·辨太阳脉证并治》："发汗，若下之，病仍不解，烦躁者，茯苓四逆汤主之。"

【组成】 茯苓 12 克，人参 3 克，附子（生用）1 枚，炙甘草 6 克，干姜 4.5 克。

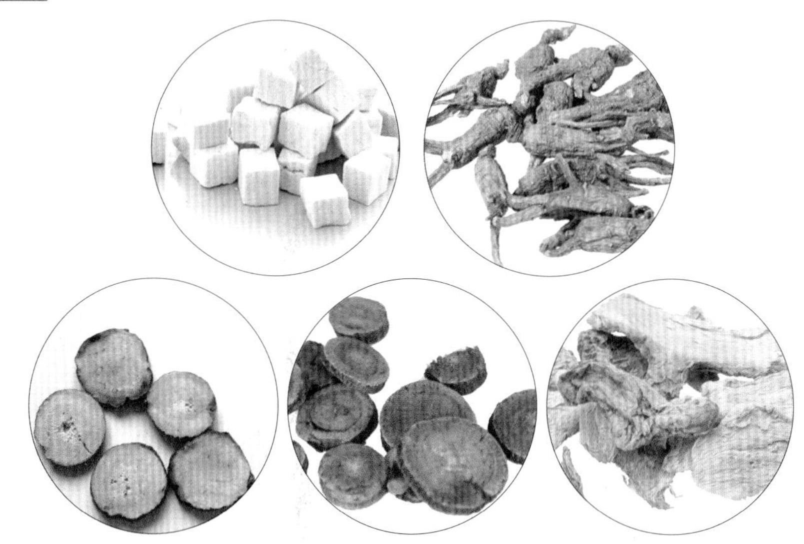

【用法】 上五味，以水 1 升，煮取 600 毫升，去滓，温服 150 毫升，一日 2 次。

【功用】 回阳救逆，培土补虚。

【主治】 伤寒，发汗或下后，病仍不解，烦躁者。

【方义方解】 茯苓能补先天无形之气，安虚阳外脱之烦，故以为君。人参配茯苓，补下焦之元气；干姜配生附子，回下焦之元阳。调以甘草之甘，比四逆为缓，固里宜缓也。

【运用】

1. **辨证要点** 主要用于治疗少阴病兼见烦躁之证。临床应用以亡阳厥逆，或肾阳不足，兼见心悸怔忡、烦躁不安为其辨证要点。

2. **加减变化** 心悸怔忡，加生龙骨、灵磁石；烦躁不安，加琥珀；气阳暴脱，或阳虚畏寒，加肉桂或桂枝；脾肾虚寒泄泻，加白术。

3. **现代运用** 用于治疗休克，急性脑血管病，又有用于治疗内耳眩晕症等病症。

【方论精粹】

1. 吕震名《伤寒寻源》："发汗若下之，病仍不解，烦躁者，茯苓四逆汤主之。按未经汗下而烦躁属阳盛，既经汗下后而烦躁属阳虚，且汗下之后，津液告竭，故于四逆汤中，加茯苓以安下，人参以补虚也。"

2. 吴谦等《医宗金鉴·删补名医方论》："凡太阳病治不如法，汗后复下，或下后复汗，误而又误，变成坏病。若其人阳盛而从热化，则转属三阳，阳衰而从寒化，则系在三阴。此二汤所治之烦躁，皆坏病也。烦躁虽六经俱有，而多见于太阳、少阴者，太阳为真阴之标，少阴为真阳之本也。未经汗下而烦躁，多属阳，其脉实大，其证渴热，是烦为阳盛，躁为阴虚。已经汗下而烦躁，多属阴，其脉沉微，其证汗厥，是烦为阳虚，躁为阴极也。夫先下后汗，于法为逆，外无大热，内不渴呕，似乎阴阳自和，而实妄汗亡阳，所以虚阳扰乱于阳分，故昼日烦躁不得眠，盛阴偏安于阴分，故夜而安静。脉沉微，是真阳将脱而烦躁也。用干姜、附子壮阳以配阴。姜，附者，阳中阳也，生用则力更锐，不加甘草则势更猛，是方比四逆为峻，救其相离，故当急也。先汗后下，于法虽顺，若病不解，厥悸仍然，骤增昼夜烦躁，似乎阴盛格阳，而实肾上凌心，皆因水不安其位，挟阴邪而上乘，是阳虚有水气之烦躁也。用茯苓君四逆，抑阴以伐水。人参佐四逆，生气而益阳。参、苓君子也，兼调以甘草，比四逆为缓，阴阳不急，故当缓也。一去甘草，一加参、苓，而缓急自别，仲景用方之妙如此。"

五苓散

【方歌】

五苓散治太阳腑，泽泻白术与二苓，
温阳化气添桂枝，利便解表治水停。

【方源】 《伤寒论•辨太阳病脉证并治》："太阳病，发汗后，大汗出，胃中干，烦躁不得眠，欲得饮水者，少少与饮之，令胃气和则愈。若脉浮，小便不利，微热消渴者，五苓散主之。"

"中风发热，六七日不解而烦，有表里证，渴欲饮水，水入则吐者，名曰水逆，五苓散主之。"

【组成】 猪苓（去皮）、白术、茯苓各 10 克，泽泻 15 克，桂枝（去皮）7 克。

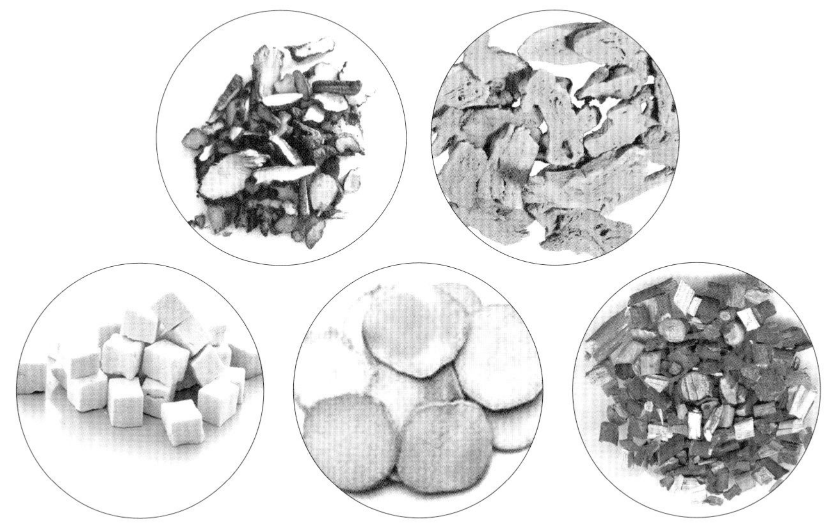

【用法】 捣为散，以白饮和服方寸匕，日 3 服，多饮暖水，汗出愈，如法将息。现代用法：散剂，每服 6 ～ 10 克；汤剂，水煎服，多饮热水，取微汗，用量按原方比例酌定。

【功用】 利水渗湿，温阳化气。

【主治】 膀胱气化不利之蓄水证。小便不利，头痛微热，烦渴欲饮，甚则水入即吐；或脐下动悸，吐涎沫而头目眩晕；或短气而咳；或水肿、泄泻。舌苔白，脉浮或浮数。

【方义方解】 本方主治病症虽多，但其病机均为水湿内盛、膀胱气化不利所致。在《伤寒论》中原治蓄水证，乃由太阳表邪不解，循经传腑，导致膀胱气化不利，而成太阳经腑同病。太阳表邪未解，故头痛微热；膀胱气化失司，故小便不利；水蓄不化，郁遏阳气，气不化津，津液不得上承于口，故渴欲饮水；其人本有水蓄下焦，饮入之水不得输布而上逆，致水入即吐，故此又称“水逆证”；水湿内盛，泛溢肌肤，则为水肿；水湿之邪，下注大肠，则为泄泻；水湿稽留肠胃，升降失常，清浊相干，则为霍乱吐泻；水饮停于下焦，水气内动，则脐下动悸；水饮上犯，阻遏清阳，则吐涎沫而头眩；水饮凌肺，肺气不利，则短气而咳。治宜利水渗湿为主，兼以温阳化气之法。

方中重用泽泻为君，以其甘淡，直达肾与膀胱，利水渗湿。臣以茯苓、猪苓之淡渗，增强其利水渗湿之力。佐以白术、茯苓健脾以运化水湿。《素问•灵兰秘典论》谓“膀胱者，州都之官，津液藏焉，气化则能出矣”，膀胱的气化有赖于阳气的蒸腾，故方中又佐以桂枝温阳化气以助利水，解表散邪以祛表邪，《伤寒论》示人服后当饮暖水，以助发汗，使表邪从汗而解。

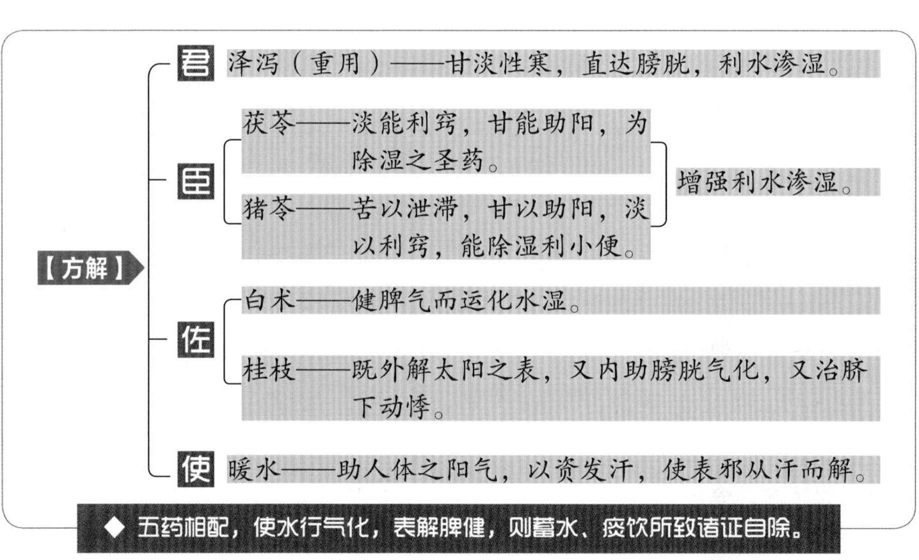

【运用】

1. **辨证要点** 本方为利水之剂，所治诸证以小便不利、舌苔白、脉浮或缓为证治要点。

2. **加减变化** 若水肿兼有表证者，可与越婢汤合用；水湿壅盛者，可与五皮散合用；泄泻偏于热者，须去桂枝，可加车前子、木通以利水清热。

3. **现代运用** 常用于治疗急慢性肾炎、水肿、肝硬化腹水、心源性水肿、急性肠炎、尿潴留、脑积水等属水湿内停者。

4. **使用注意** 湿热者忌用，且本方不宜常服。

【方论精粹】

1. 柯琴《伤寒来苏集》："凡中风、伤寒，结热在里，热伤气分，必烦渴饮水，治之有二法：表证已罢，而脉洪大，是热邪在阳明之半表里，用白虎加人参清火以益气；表证未罢，而脉仍浮数，是寒邪在太阳之半表里，用五苓散，饮暖水，利水而发汗。此因表邪不解，心下之水气亦不散，既不能为溺，更不能生津，故渴；及与之水，非上焦不受，即下焦不通，所以名为水逆。水者肾所司也，泽泻味咸入肾，而培水之本；猪苓黑色入肾，以利水之用；白术味甘归脾，制水之逆流；茯苓色白入肺，清水之源委，而水气顺矣。然表里之邪，谅不因水利而顿解，故必少加桂枝，多服暖水，使水津四布，上滋心肺，外达皮毛，溱溱汗出，表里之寒热两除也。白饮和服，亦啜稀粥之微义，又复方之轻剂矣。"

2. 吴谦等《医宗金鉴·删补名医方论》："是方也，乃太阳邪热入腑，水气不化，膀胱表里药也。一治水逆，水入即吐；一治消渴，水入则消……二证皆小便不利，故均得而主之。然小便利者不可用，恐重伤津液也。由此可知，五苓散非治水热之专剂，乃治水热小便不利之主方也。君泽泻之咸寒，咸走水府，寒胜热邪。佐以二苓之淡渗，通调水道，下输膀胱，并泄水热也。用白术之燥湿，健脾助土，为之堤防以制水也。用桂之辛温，宣通阳气，蒸化三焦以行水也。泽泻得二苓下降，利水之功倍，小便利而水不蓄矣。白术须桂上升，通阳之效捷，气腾津化渴自止也。若发热表不解，以桂易桂枝，服后多饮暖水，令汗出愈。是此方不止治停水小便不利之里，而犹解停水发热之表也。"

茯苓甘草汤

【方歌】

茯苓甘草与桂姜，胃中停水悸为殃，
气趋小腹或成泄，健胃泄水厥亦良。

【方源】《伤寒论·辨太阳病脉证并治》："伤寒，汗出而渴者，五苓散主之；不渴者，茯苓甘草汤主之。"

【组成】茯苓、桂枝（去皮）各 60 克，炙甘草 30 克，生姜（切）90 克。

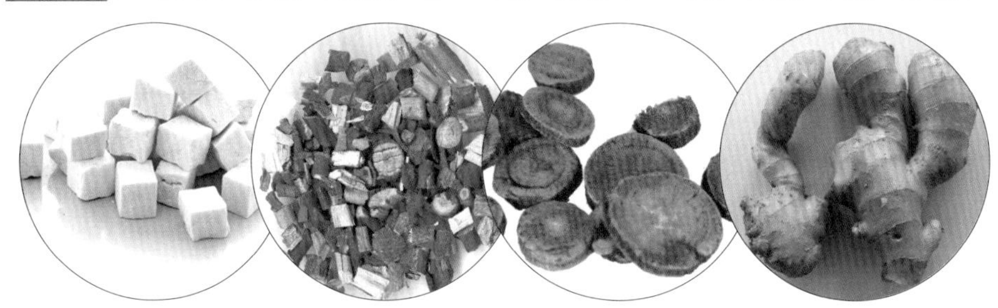

【用法】上药以水 4 升，煮取 2 升，去滓，分 3 次温服。

【功用】温中化饮，通阳利水。

【主治】心下停饮，心悸，汗出不渴，小便不利，咳而遗溺，奔豚。

【方义方解】本方重用生姜温胃散饮，茯苓配桂枝通阳行水，炙甘草和中健脾，合为温胃行水之剂。由于胃脘停水不易速去，故可连续多服几剂，或与健脾的方药交替服用，以提高和巩固疗效。茯苓甘草汤、茯苓桂枝白术甘草汤、茯苓桂枝甘草大枣汤均用茯苓、桂枝温阳利水，炙甘草和中健脾。但苓桂术甘汤以白术为君，重在健脾利水，主治脾虚水停证；苓桂枣甘汤以茯苓为君，重在利水宁心，主治下焦水动证；本方以生姜为君，重在温胃散饮，主治水停悸厥证。药仅一味之差，而主治各异，可见仲师制方之妙。

【运用】

1. **辨证要点** 临床以胃脘悸动不安、手足厥逆、舌质淡、苔薄白、脉弦或沉为辨证要点。

2. **加减变化** 若大便溏者，加白术、山药、薏苡仁，以健脾益气，化湿利湿；若胃脘满闷者，加陈皮、砂仁、木香，以行气除满；若食少者，加莱菔子、麦芽，以下气消食；若心悸者，加大茯苓用量，以利饮定悸等。

3. **现代运用** 本方可通治冲气上逆，呕吐，心下悸，不渴饮，小便不利，指尖凉，或微有寒热者。本方在临床上单独应用较少，多与茯苓桂枝白术甘草汤、茯苓桂枝甘草大枣汤等合用，治疗脾胃虚寒、水饮内停的胃脘痛、呕吐、眩晕、心悸等病证。

4. **使用注意** 脾胃阴虚证，慎用本方。

【方论精粹】

1. 许宏《金镜内台方议》："今此汗出而渴者，为邪不传里，但在表而表虚也。故与茯苓为君而益津和中；甘草为臣辅之；以桂枝为佐，生姜为使，二者之辛而固卫气者也。"

2. 柯琴《伤寒来苏集》："此厥明伤寒发散内邪之汗剂，凡伤寒厥而心下悸者，宜先治水，后治其厥，不尔，水渍入胃，必作利也。此方本欲利水，反取表药为里症用，故虽重用姜、桂，而以里药名方耳。厥明伤寒，先热者后必厥，先热时必消渴。今厥而心下悸，是下利之源，斯时不热不渴可知矣。因消渴时饮水多，心下之水气不能入心为汗，蓄而不消，故四肢逆冷而心下悸也。肺为水母，肺气不化，则水气不行。茯苓为化气之品，故能清水之源；桂枝、生姜，则从辛入肺，使水气通于肺，以行营卫阴阳，则外走肌表而为汗矣；佐甘草以缓之，汗出周身，而厥自止，水精四布，而悸自安。以之治水者，即所以治厥也。伤寒心悸无汗而不渴者，津液未亏，故也用此方大发其汗。用姜、桂与茯苓等分，而不用芍药、大枣，是大发其汗。佐甘草者，一以协辛发汗，且恐水渍入胃也。"

栀子豉汤

【方歌】

栀子豉汤治虚烦，懊侬颠倒不得眠，
呕吐少气加姜草，胸窒结痛药不添。

【方源】《伤寒论·辨太阳病脉证并治》:“发汗吐下后，虚烦不得眠；若剧者，必反复颠倒，心中懊侬，栀子豉汤主之。”

“发汗若下之而烦热，胸中室者，栀子豉汤主之。”

“伤寒五六日，大下之后，身热不去，心中结痛者，未欲解也，栀子豉汤主之。”

【组成】栀子（擘）9 克，香豉（绵裹）4 克。

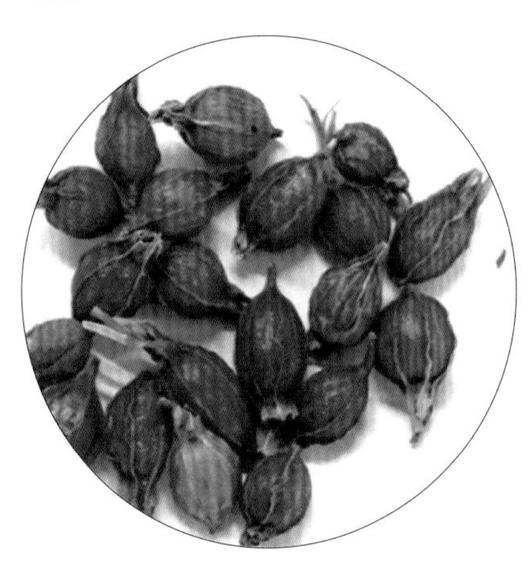

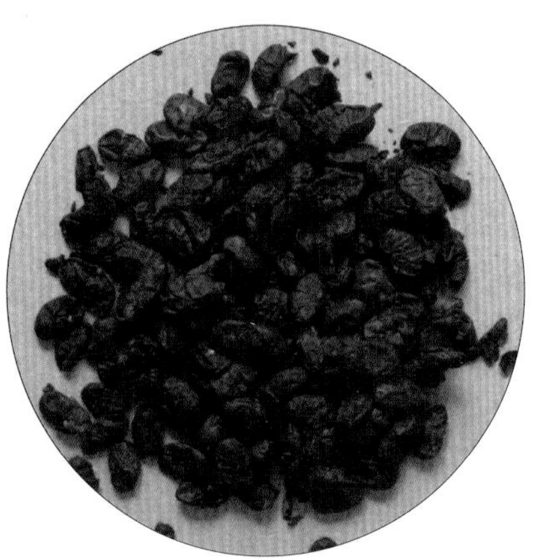

【用法】以水 400 毫升，先煮栀子，得 250 毫升，纳豉煮取 150 毫升，去滓，分为 2 服，温进 1 服，得吐，止后服。

【功用】清热除烦。

【主治】发汗吐下后，余热郁于胸膈，身热懊侬，虚烦不得眠，胸脘痞闷，按之软而不痛，嘈杂似饥，但不欲食，舌质红，苔微黄，脉数。

【方义方解】 方中栀子味苦性寒，泄热除烦，降中有宣；香豉体轻气寒，升散调中，宣中有降。二药相合，共奏清热除烦之功。

【方解】
- 君　栀子——苦寒，色赤入心，泄热除烦。
- 臣　香豉——苦能发热，腐能胜焦，助栀子以吐虚烦。

◆ 栀子苦寒清热除烦，豆豉辛甘微苦寒升散邪热，一宣一降，相须为伍。

【运用】

1. 辨证要点　主要用于外感热病，气分有热之证。临床应用以发热、虚烦不得眠、舌红苔微黄、脉微数为其辨证要点。

2. 加减变化　外感热病，热在气分而表邪未解者，可加薄荷、牛蒡子辛凉解表药；口干、口苦、舌红苔黄等里热较盛，加连翘、黄芩、芦根等加强清泄里热之力。

3. 现代运用　常用于治疗神经官能症，也可用于治疗急性支气管炎、鼻窦炎，病毒性心肌炎、散发性脑炎、胃窦炎等病症。

【方论精粹】

1. 程门雪《书种室歌诀二种》:“按原文曰‘病人旧微溏者，不可与之服。’重在一旧字，其语盖谓素来便溏之人也。素来便溏，即是脾阳素虚，栀子苦寒伤阳故不可与。推之一切阳虚者，及一切苦寒伤阳者，均用其例也。若是湿热热陷，则非但不忌，且为必用矣。”

2. 吴谦等《医宗金鉴》:“未经汗吐下之烦，多属热，谓之热烦；已经汗吐下之烦，多属虚，谓之虚烦。不得眠者，烦不得卧也，若剧者，较烦尤甚，必反复颠倒，心中懊侬也。烦，心烦也；躁，身躁也。身之反复颠倒，则谓之躁无宁时，三阴死证也。心之反复颠倒，则谓之懊侬者，三阳热症也。懊侬者，即心中欲吐不吐，烦扰不宁之象也。因汗吐下后，邪热乘虚客于胸中所致，既无可汗之表，又无可下之里，故用栀子豉汤顺其势以涌其热，自可愈也。”

栀子甘草豉汤

【方歌】

栀子豉汤治虚烦，懊侬颠倒不得眠，
少气须将甘草加，扶正补虚此方佳。

【方源】《伤寒论·辨太阳病脉证并治》："于栀子豉汤方内，加入甘草二两，余根据前法，得吐止后服。"

【组成】栀子（擘）9克，炙甘草6克，香豉（绵裹）4克。

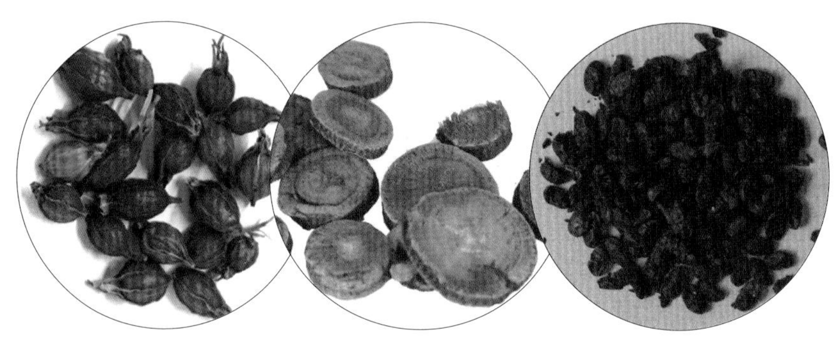

【用法】以水400毫升，先煮栀子、甘草，取200毫升，纳豉，煮取150毫升，去滓，分2服，温进1服。得吐者，止后服。

【功用】清气分热。

【主治】伴有少气乏力者，或阳明热郁证伴有少气乏力者。

【方义方解】热扰心胸，则心烦，或心中懊侬，卧起不安；郁热既扰于心又与心气相结，则胸中室，或胸中结痛；郁热伤气，气不得温养，则气短乏力；舌红，苔黄，脉数均为热扰胸膈伤气之证。其治当清宣郁热，和中益气。

方中栀子清透郁热，解郁除烦，泻上焦之热从小便而去。香豉气味清轻，宣散郁热从表而散。甘草甘温，补中益气，以扶正虚。

【运用】

1. **辨证要点** 本方以心烦或心中懊侬、少气乏力、口苦、舌质红、苔薄黄、脉数为辨证要点。

2. **加减变化** 咽喉不利者，加牛蒡子、薄荷以清利咽喉；气虚甚者，加白术、人参以益气补虚；郁热明显者，加黄芩、柴胡以清透郁热。

3. **现代运用** 临床常用于胸膈烦热而兼乏力气虚者。

4. **使用注意** 胃寒证、瘀血证、痰湿证慎用本方。

【方论精粹】

王子接《绛雪园古方选注》："栀子甘草豉汤，吐胸中热郁之剂。加甘草一味，能治少气，而诸家注释皆谓益中，非理也。盖少气者，一如饮家之短气也，热蕴至高之分，乃加甘草载豉于上，须臾即吐，越出至高之热。"

栀　子

药材档案

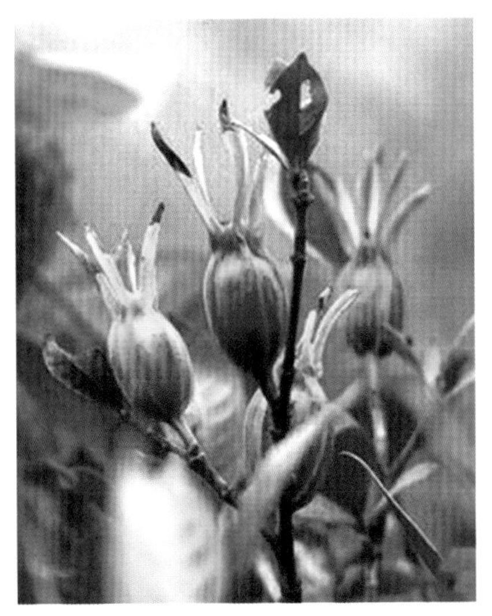

别名：木丹、枝子、黄栀子、山栀子。

性味归经：苦，寒。归心、肺、三焦经。

功能主治：泻火除烦，清热利湿，凉血解毒，消肿止痛。用于热病心烦，湿热黄疸，淋证涩痛，血热吐衄，目赤肿痛，火毒疮疡；外治扭挫伤痛。

用量用法：内服：6 ~ 10 克，煎服。外用：适量。生用清热泻火强；炒焦后止血；姜汁炒用止烦呕。栀子皮偏于达表祛肌热；栀子仁偏于走里清内热。

栀子生姜豉汤

【方歌】

栀子豉汤治虚烦，懊侬颠倒不得眠，
呕吐须将生姜加，专取生姜治呕家。

【方源】《伤寒论·辨太阳病脉证并治》："于栀子豉汤方内，加生姜五两。余根据前法，得吐止后服。"

【组成】栀子 9 克（擘），生姜 15 克，香豉（绵裹）4 克。

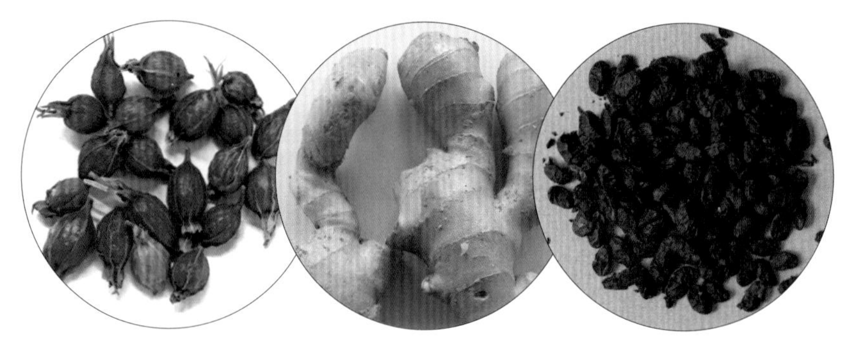

【用法】以水 400 毫升，先煮栀子、生姜，取 200 毫升，纳豉，煮取 150 毫升，去滓，分 2 服，温进 1 服。得吐者，止后服。

【功用】清宣郁热，降逆和胃。

【主治】栀子汤证兼见呕吐者。

【方义方解】热扰心胸，则心烦，或心中懊侬，卧起不安；郁热既扰于心又与心气相结，则胸中窒，或胸中结痛；郁热困扰胃气，浊气上逆，则呕吐；舌红，苔黄，脉数均为热扰胸膈气逆之征。其治当清宣郁热，降逆和胃。

方中栀子清透郁热，解郁除烦，泻上焦之热从小便而去。香豉气味清轻，宣散郁热从表而散。生姜和胃降逆、温中止呕。

【运用】

1. **辨证要点**　本方以心烦或心中懊侬、恶心呕吐、口苦、苔薄黄、脉数为辨证要点。

2. **加减变化**　胃痛者，加白芍、黄连以清热缓急止痛；呕吐甚者，加陈皮、竹茹以降逆止呕；郁热明显者，加黄芩、柴胡以清透郁热。

3. **现代运用**　本方可用于治疗轻证噎嗝。

4. **使用注意**　大便溏者、喜冷者慎用本方。

【方论精粹】

吕震名《伤寒寻源》："栀豉汤证具，若呕者，本方加生姜。盖呕则膈上之热，已犯及胃，生姜升散，领引胃中之热，一概涌之上出，此导引之药也。"

淡豆豉

药材档案

别名：豆豉、香豉、淡豉、大豆豉。

性味归经：苦、辛，凉。归肺、胃经。

功能主治：解表，除烦，宣发郁热。用于感冒，寒热头痛，烦躁胸闷，虚烦不眠。

用量用法：内服6～12克，煎服。

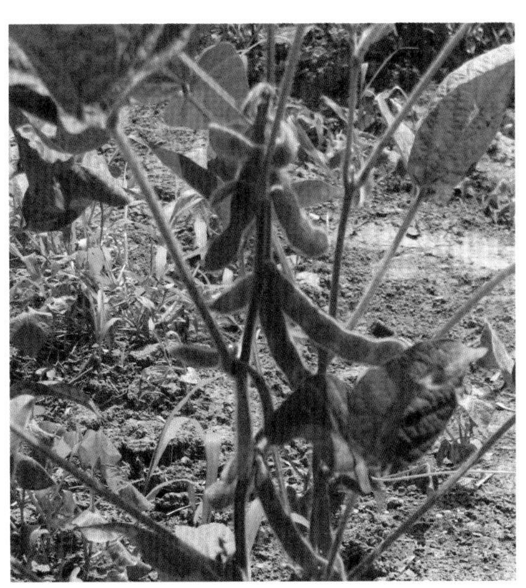

栀子厚朴汤

【方歌】

> 栀子厚朴药有三，栀子厚朴枳实煎，
> 心烦腹满分上下，清烦泻满两证兼。

【方源】《伤寒论·辨太阳病脉证并治》："伤寒下后，心烦腹满，卧起不安者，栀子厚朴汤主之。"

【组成】栀子（擘）9 个，厚朴（炙，去皮）12 克，枳实（水浸，炙令黄）9 克。

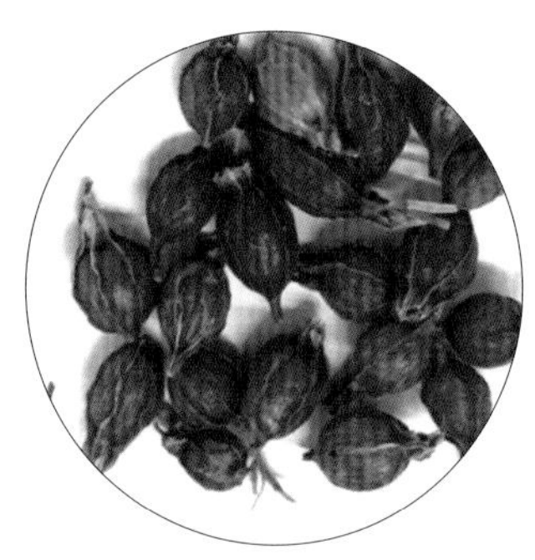

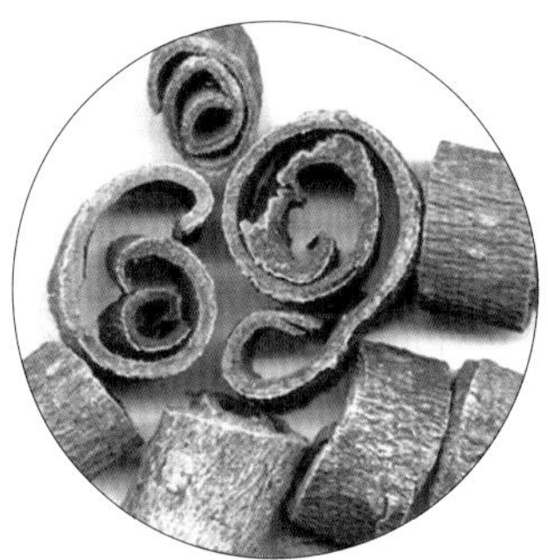

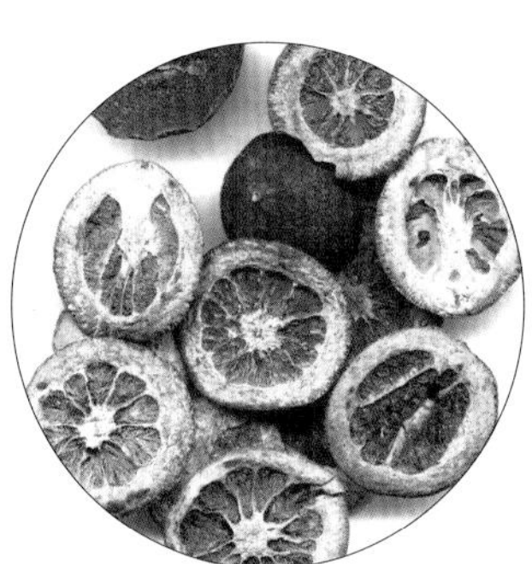

【用法】以水 400 毫升，煮取 200 毫升，去滓，分 2 服，温进 1 服。得吐者，止后服。

【功用】清热除烦，宽胸消满。

【主治】心烦，脘腹胀满或胸闷，卧起不安，或食欲缺乏，或呕吐，舌红，苔黄，脉数。

【方义方解】栀子厚朴汤由栀子、厚朴、枳实组成，因其腹满仅是气滞而无腑实，故不用大黄泻下，因其表邪已化热入里，迫及脘腹，故不用豆豉之宣透。方用栀子清热除烦，枳实、厚朴利气消满。

【运用】

1. **辨证要点** 本方以心烦或脘腹胀满、口渴、舌质红、苔薄黄、脉数为辨证要点。

2. **加减变化** 口苦者，加栀子、黄芩以清泻郁热；大便干者，加枳实、大黄以泻热通便；心烦明显者，加竹叶、知母以清心除烦。

3. **现代运用** 本方可用于治疗西医临床中的食管炎、急性胃炎、慢性胰腺炎、急慢性胆囊炎等。只要符合其主治病变证机者，也可加减运用，辅助治疗如心肌炎、肋间神经炎、心律失常、神经性头痛等。

4. **使用注意** 脾胃虚寒证、脾胃气虚证慎用本方。

【方论精粹】

1. 王子接《绛雪园古方选注》："栀子为轻剂，以吐上焦虚热者也。栀子本非吐药，以此二者生熟互用，涌泄同行，而激之吐也。盖栀子生则气浮，其性涌，香豉蒸窨腐熟，其性泄。涌者，宣也；泄者，降也。既欲其宣，又欲其降，两者气争于阳分，自必从宣而上越矣。"

2. 柯琴《伤寒来苏集》："栀子苦能泄热，寒能胜热，其形象心，又赤色通心，故主治心中上下一切证。豆形象肾，又黑色入肾，制而为豉，轻浮上行，能使心腹之浊邪上出于口，一吐而心腹得舒，表里之烦热悉除矣……若夫热伤气者少气，加甘草以益气，虚热相搏者多呕，加生姜以散邪，此为夹虚者立法也……如妄下后，而心烦腹满，卧起不安者，是热已入胃，便不当吐，故去香豉；心热未解，不宜更下，故以栀子除烦，佐枳、朴以泄满。此两解心腹之妙，是小承气汤之变局也。或以丸药下之，心中微烦，外热不去，是知寒气留中，而上焦留热，故任栀子以除烦，用干姜逐内寒以散表热。"

3. 陈蔚《伤寒论浅注补正》："栀子性寒，干姜性热，二者相反，何以同用之，而不知心病而烦，非栀子不能清之，脾病生寒，非干姜不能温之，有是病则用是药，有何不可，且豆豉合栀子，坎离交媾之义也，干姜合栀子，火土相生之义也。"

栀子干姜汤

【方歌】

栀子干姜治心烦，身热不去泻又添，
寒热并用分上下，清热温寒一方兼。

【方源】《伤寒论·辨太阳病脉证并治》："伤寒，医以丸药大下之，身热不去，微烦者，栀子干姜汤主之。"

【组成】栀子（擘）9 克，干姜 6 克。

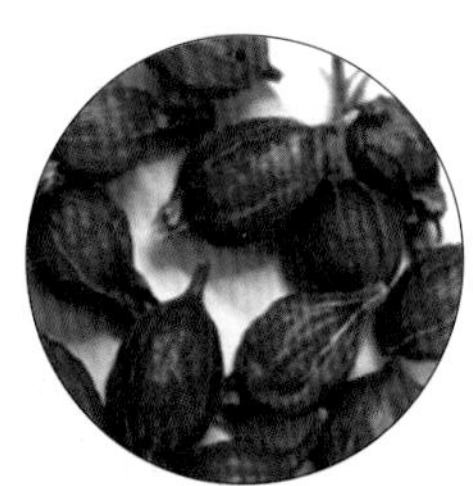
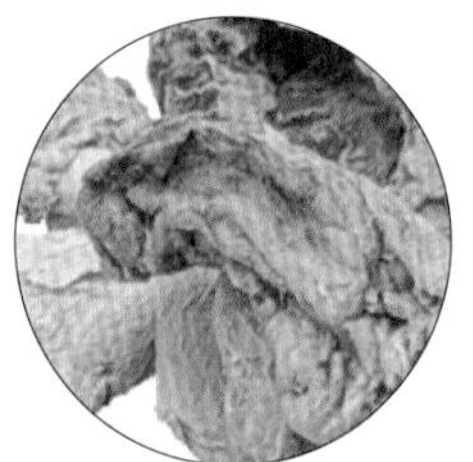

【用法】以水 400 毫升，煮取 150 毫升，去滓，分 2 服，温进 1 服。得吐者，止后服。

【功用】清上温下，调和脾胃。

【主治】胃脘灼热或呕吐，心烦，口干，或身热，腹部畏寒，大便溏，舌淡或红，脉数或沉。

【方义方解】热郁胃脘，灼腐脉络，则胃脘灼热；胃热上逆，则呕吐；胃热扰心，则心烦；胃热伤津，则口干；郁热外攻，则身热；脾寒充斥于下，则腹部畏寒；脾寒不能运化水湿，则大便溏；舌淡或红，脉数或沉均为脾寒胃热之证。其治当清上温下，调和脾胃。

方中栀子清泻郁热。干姜温阳散寒，暖脾阳。一温一寒，温以散下寒，寒以清上热。

【运用】

1. 辨证要点　本方以心烦或脘腹胀满、口渴、舌质红、苔薄黄、脉数为辨证要点。

2. **加减变化** 口苦者，加黄芩以清泻郁热；大便干者，加枳实、大黄以泻热通便；心烦明显者，加竹叶、知母以清心除烦。

3. **现代运用** 本方可用于治疗西医临床中的食管炎、急性胃炎、慢性胰腺炎、急慢性胆囊炎等。只要符合其主治病变证机者，也可加减运用，辅助治疗如心肌炎、肋间神经炎、心律失常、神经性头痛等。

4. **使用注意** 脾胃虚寒证、脾胃气虚证慎用本方。

【方论精粹】

吴谦等《医宗金鉴》："程应旄曰：痛而云结，殊类结胸，但结胸身无大热，知热已尽归于里为实邪。此则身热不去，则所结者，因下而结，客邪仍在于表，故云未欲解也。"

干姜

药材档案

别名：均姜、白姜、干生姜。

来源：为姜科植物姜的干燥根茎。

药材特征：干姜：呈扁平块状，具指状分枝，长 3 ~ 7 厘米，厚 1 ~ 2 厘米。表面灰黄色或浅灰棕色，粗糙，具纵皱纹及明显的环节。分枝处常有鳞叶残存，分枝顶端有茎痕或芽。质坚实，断面黄白色或灰白色，粉性或颗粒性，内皮层环纹明显，维管束及黄色油点散在。气香、特异，味辛辣。

干姜片：为不规则纵切片或斜切片，具指状分枝，长 1 ~ 6 厘米，宽 1 ~ 2 厘米，厚 0.2 ~ 0.4 厘米。外皮灰黄色或浅黄棕色，粗糙，具纵皱纹及明显的环节，切面灰黄色或灰白色，略显粉性，可见较多的纵向纤维，有的呈毛状。质坚实，断面纤维性。气香、特异，味辛辣。

性味归经：辛，热。归脾、胃、肾、心、肺经。

功效主治：温中散寒，回阳通脉，温肺化饮。用于脘腹冷痛，呕吐泄泻，肢冷脉微，痰饮喘咳。

用量用法：3 ~ 10 克，煎服。

小柴胡汤

【方歌】

小柴胡汤和解功，半夏人参甘草从，
更用黄芩加姜枣，少阳百病此为宗。

【方源】《伤寒论·辨太阳病脉证并治》："伤寒五六日，中风，往来寒热，胸胁苦满，默默不欲饮食，心烦喜呕，或胸中烦而不呕，或渴，或腹中痛，或胁下痞硬，或心下悸，小便不利，或不渴，身有微热，或咳者，小柴胡汤主之。"

【组成】柴胡12克，黄芩、半夏（洗）、生姜（切）各9克，人参6克，炙甘草5克，大枣（擘）4枚。

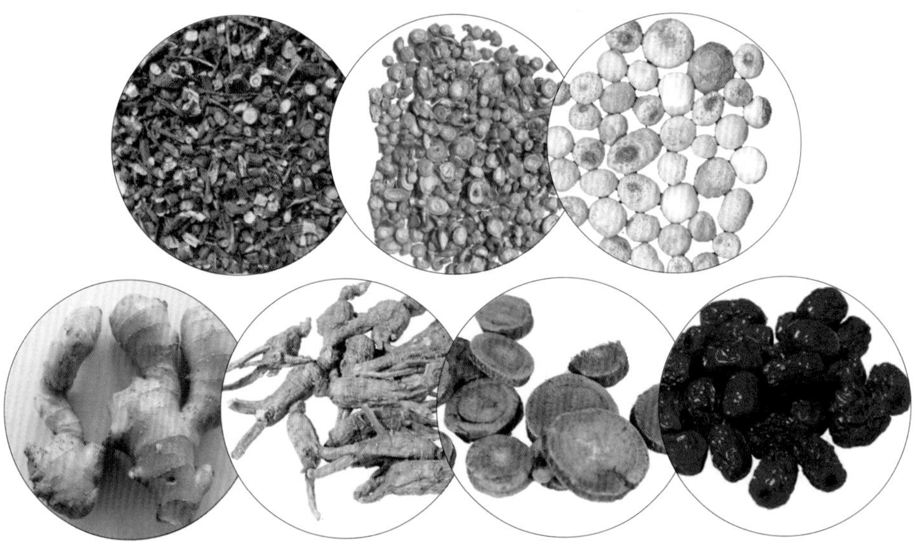

【用法】上药七味，以水1.2升，煮取600毫升，去滓，再煎取300毫升，分两次温服。

【功用】和解少阳。

【主治】 1．伤寒少阳证。往来寒热，胸胁苦满，默默不欲饮食，心烦喜呕，口苦，咽干，目眩，舌苔薄白，脉弦者。

2．热入血室证。妇人伤寒，经水适断，寒热发作有时。

3．黄疸、疟疾以及内伤杂病而见少阳证者。

【方义方解】 本方多由邪在少阳，经气不利，郁而化热所致。治疗以和解少阳为主。少阳经病证表现为三焦经以及胆经的病证。少阳病证，邪不在表，也不在里，汗、吐、下三法均不适宜，只有采用和解方法。

方中柴胡苦平，入肝胆经，透泄少阳之邪，并能疏泄气机之瘀滞，使少阳半表之邪得以疏散，为君药。黄芩苦寒，清泄少阳半里之热，为臣药。柴胡之升散，得黄芩之降泄，两者配伍，是和解少阳的基本结构。胆气犯胃，胃失和降，佐以半夏和胃降逆止呕；邪从太阳传入少阳，缘于正气本虚，故又佐以人参、大枣益气健脾，一者取其扶正以祛邪，一者取其益气以御邪内传，俾正气旺盛，则邪无内向之机。炙甘草助参、枣扶正，且能调和诸药，为使药。诸药合用，以和解少阳为主，兼补胃气，使邪气得解，枢机得利，胃气调和，则诸症自除。原方“去滓再煎”，使药性更为醇和，药汤之量更少，减少了汤液对胃的刺激，避免停饮致呕。

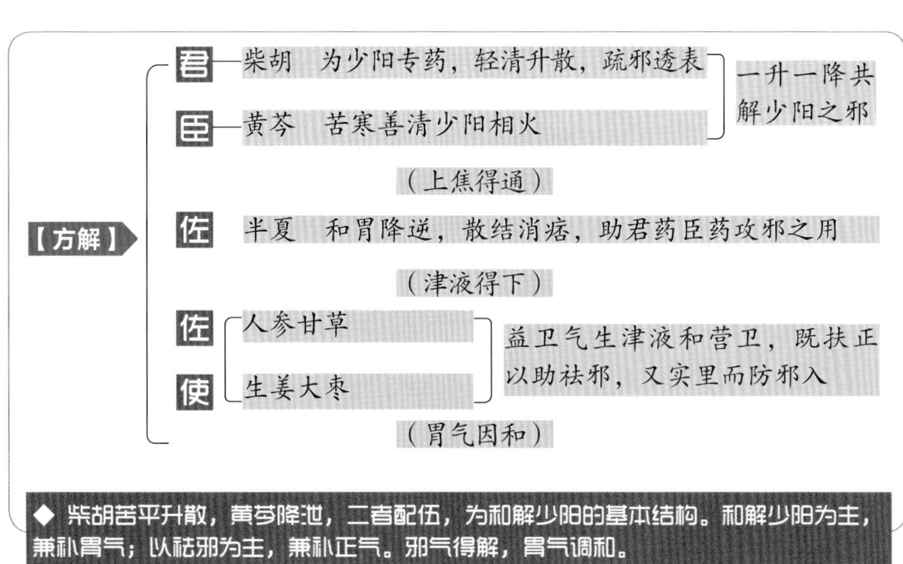

◆ 柴胡苦平升散，黄芩降泄，二者配伍，为和解少阳的基本结构。和解少阳为主，兼补胃气；以祛邪为主，兼补正气。邪气得解，胃气调和。

【运用】

1. **辨证要点** 本方为和解少阳之主方。临证以往来寒热、胸胁苦满、心烦喜呕、口苦、苔白、脉弦为辨证要点；亦用于妇人伤寒、热入血室以及疟疾、黄疸和内伤杂病而见少阳证者。

2. **加减变化** 口渴者，是热伤津液，去半夏，加天花粉以生津止渴；胸中烦而不呕，为热聚于胸，去人参、半夏，加瓜蒌以清热理气宽胸；不渴，外有微热，是表邪仍在，宜去人参，加桂枝以解表；咳者，是素有肺寒留饮，宜去大枣、人参、生姜，加五味子、干姜以温肺止咳；腹中痛，是肝气乘脾，宜去黄芩，加白芍以柔肝缓急止痛；心下悸，小便不利，是水气凌心，应去黄芩，加茯苓以淡渗利水。

3. **现代运用** 本方常用于治疗感冒、流感、慢性肝炎、肝硬化、疟疾、胸膜炎、胆囊炎、胆结石、急性胰腺炎、胸膜炎、睾丸炎、胆汁反流性胃炎、胃溃疡等病见有少阳证者。

4. **使用注意** 本方柴胡轻清升散，用量较重，半夏、生姜又偏温燥，故对肝火偏盛、阴虚血少、吐衄及上盛下虚、肝胆偏亢等，均不宜使用。

【方论精粹】

吴谦等《医宗金鉴》："方中柴胡以疏木，使半表之邪得从外宣；黄芩清火，使半里之邪得从内彻；半夏能开结痰，豁浊气以还清；人参能补久虚，滋肺金以融木；甘草和之，而更加姜枣助少阳生发之气，使邪无内向也。至若迫而不呕者，火成燥实而逼胸，故去人参、半夏，加瓜蒌实。渴者燥已耗液而逼肺，故去半夏，加瓜蒌根。腹中痛，木气散入土中，胃阳受困，故去黄芩以安土，加芍药以戢木。胁下痞硬者，邪既留则木气实，故去大枣之甘而缓，加牡蛎之咸而软也。心下悸，小便不利者，土被侵则木气逆，故去黄芩之苦而伐，加茯苓之淡而渗也。不渴身有微热者，半表之寒尚滞于肌，故去人参加桂枝以解之。咳者半表之寒凑于肺，故去参枣加五味子，易生姜为干姜以温之；虽肺寒不减黄芩，恐木寡畏也。总之邪在少阳，是表寒里热两郁不得升之故，小柴胡之治，所谓升降浮沉，则顺之也。"

大柴胡汤

【方歌】

大柴胡汤用大黄，枳实芩夏白芍将，
煎加姜枣表兼里，妙法内攻并外攘。

【方源】《伤寒论·辨太阳病脉证并治》：“太阳病，经过十余日，反二三下，后四五日，柴胡证仍在者，先与小柴胡汤。呕不止，心不急，郁郁微烦者，为未解也，与大柴胡汤下之，则愈。”

【组成】柴胡15克，枳实（炙）9克，生姜（切）15克，黄芩9克，白芍9克，半夏（洗）9克，大枣（擘）12枚，一方有大黄6克。

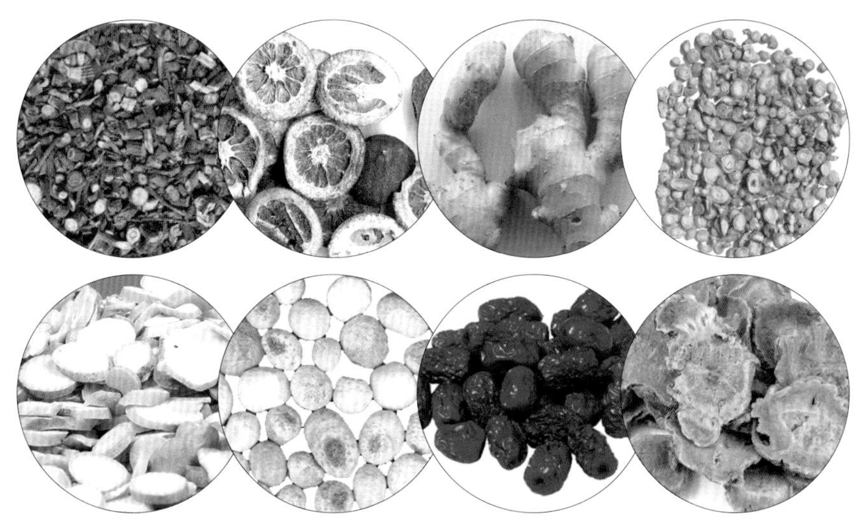

【用法】上七味，用水1.2升，煮取600毫升，去滓再煎，温服200毫升，日3服。

【功用】和解少阳，内泻热结。

【主治】少阳阳明合病。往来寒热，胸胁苦满，呕不止，郁郁微烦（属少阳病尚在），心下痞硬，或心下满痛，大便不解或下利，舌苔黄（邪入阳明，化热成实），脉弦数有力者。[少阳阳明合病（少阳初入阳明）少阳证 + 阳明腑实轻证。]

【方义方解】 本证多由病邪已入阳明，化热成实所致，治疗以和解少阳、内泻热结为主。往来寒热、胸胁苦满，表明病变部位仍未离少阳；呕不止与郁郁微烦，则较小柴胡汤证之心烦喜呕为重，再与心下痞硬或满痛、便秘或下利、舌苔黄、脉弦数有力等合参，说明病邪已进入阳明，有化热成实的热结之象。

方中重用柴胡为君药，配臣药黄芩和解清热，以除少阳之邪；轻用大黄配枳实以内泻阳明热结，行气消痞，亦为臣药。白芍柔肝缓急止痛，与大黄相配可治腹中实痛，与枳实相伍可以理气和血，以除心下满痛；半夏和胃降逆，配伍大量生姜，以治呕逆不止，共为佐药。大枣与生姜相配，能和营卫而行津液，并调和脾胃，功兼佐使。

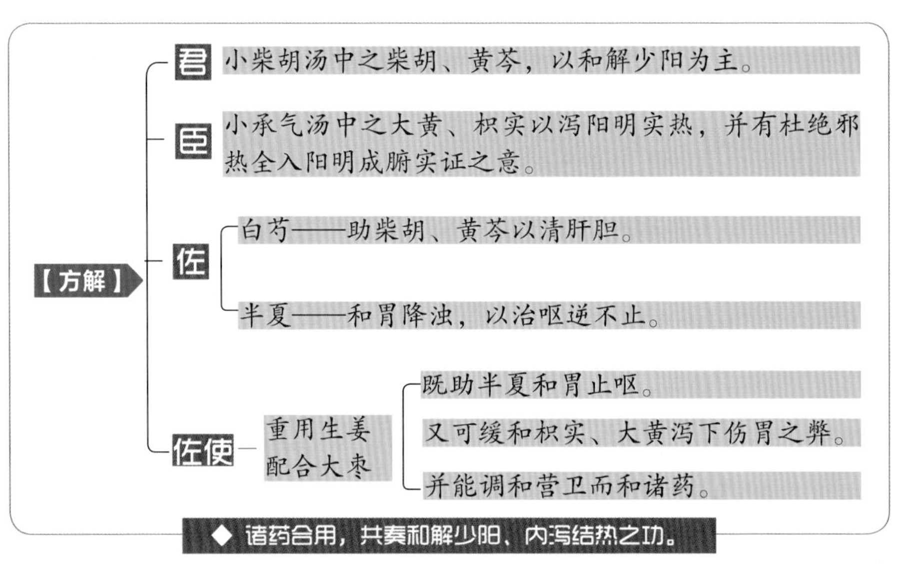

【运用】

1. **辨证要点** 本方为治疗少阳阳明合病的常用方。临床应用以往来寒热、胸胁苦满、心下满痛、呕吐、便秘、苔黄、脉弦数有力为辨证要点。

2. **加减变化** 胁痛剧烈者，可加延胡索、川楝子以行气活血止痛；兼黄疸者，可加栀子、茵陈以清热利湿退黄；胆结石者，可加海金沙、金钱草、鸡内金、郁金以化石。

3. 现代运用 常用于急性胰腺炎、急性胆囊炎、胆石症、胃及十二指肠溃疡等属少阳阳明合病者。

【大柴胡汤与小柴胡汤比较】

小柴胡汤是和解少阳，治疗少阳证，大柴胡汤是太阳阳明同病；病机：小柴胡是邪在少阳胆腑，大柴胡是入里化热兼小柴胡证；特点：小柴胡是和解少阳驱邪为主，大柴胡是和解带清里热。

大柴胡汤的药物组成是小柴胡汤去人参、甘草，加大黄、枳实、白芍而成，是以和解为主与泻下并用的方剂。

【方论精粹】

1. 吴谦等《医宗金鉴·删补名医方论》："柴胡证在，又复有里，故立少阳两解法。以小柴胡汤加枳实、芍药者，仍解其外以和其内也。去参、草者，以里不虚。少加大黄，以泻结热。倍生姜者，因呕不止也。斯方也，柴胡得生姜之倍，解半表之功捷；枳、芍得大黄之少，攻半里之效徐，虽云下之，亦下中之和剂也。"

2. 王好古《此事难知》："大柴胡汤治有表复有里。有表者，脉浮，或恶风，或恶寒，头痛，四症中或有一、二尚在者乃是，十三日过经不解是也。有里者，谵言妄语，掷手扬视，此皆里之急者也。欲汗之则里已急，欲下之则表证仍在。故以小柴胡中药调和三阳，是不犯诸阳之禁。以芍药下安太阴，使邪气不纳；以大黄去地道不通；以枳实去心痞下闷，或湿热自利。若里证已急者，通宜大柴胡汤，小柴胡减人参、甘草，加芍药、枳实、大黄是也。欲缓下之，全用小柴胡加枳实、大黄亦可。"

3. 许宏《金镜内台方议》："柴胡性凉，能解表攻里，折热降火，用之为君。黄芩能荡热凉心，用之为臣。枳实、芍药二者合用，而能除坚破积，助大黄之功，而下内热而去坚者；生姜、半夏辛以散之；大枣之甘，缓中扶土，五者共为其佐。独用大黄为使，其能斩关夺门，破坚除热，宣行号令，而引众药共攻下者也。"

4. 吴昆《医方考》："伤寒阳邪入里，表证未除，里证又急者，此方主之。表证未除者，寒热往来、胁痛、口苦尚在也；里证又急者，大便难而燥实也。表证未除，故用柴胡、黄芩以解表；里证燥实，故用大黄、枳实以攻里。芍药能和少阳，半夏能治呕逆，大枣、生姜又所以调中而和荣卫也。"

小建中汤

【方歌】

小建中汤芍药多，桂姜甘草大枣和，
更加饴糖补中脏，虚劳腹冷服之瘥。

【方源】《伤寒论·辨太阳病脉证并治》：“伤寒，阳脉涩，阴脉弦，法当腹中急痛，先与小建中汤，不差者，小柴胡汤主之。”

【组成】 桂枝（去皮）9 克，炙甘草 6 克，大枣（擘）12 枚，白芍 18 克，生姜（切）9 克，胶饴 30 克。

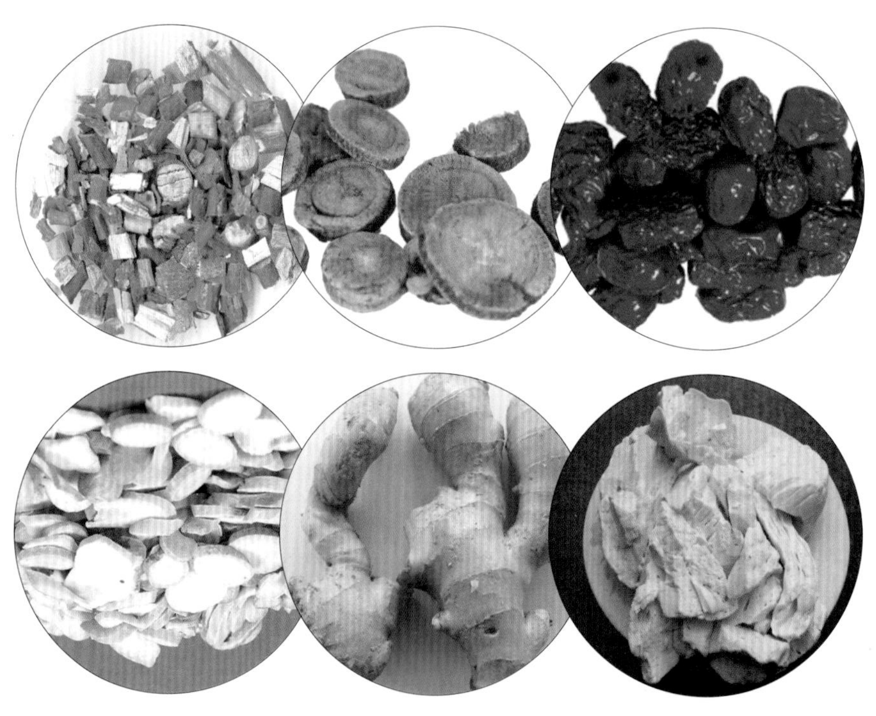

【用法】 上药六味，以水 700 毫升，煮取 300 毫升，去滓，加入饴糖，更上微火烊化，分 2 次温服。

【功用】 温中补虚，和里缓急。

【主治】 中焦虚寒，肝脾不和证。腹中拘急疼痛，喜温喜按，神疲乏力，虚怯少气；或心中悸动，虚烦不宁，面色无华；或伴四肢酸楚，手足烦热，咽干口燥。舌淡苔白，脉细弦。

【方义方解】 本方病证因中焦虚寒、肝脾失和、化源不足所致。中焦虚寒，肝木乘土，故腹中拘急疼痛、喜温喜按。脾胃为气血生化之源，中焦虚寒，化源匮乏，气血俱虚，故见心悸、面色无华、发热、口燥咽干等。症虽不同，病本则一，总由中焦虚寒所致。治当温中补虚而兼养阴，和里缓急而能止痛。方中重用甘温质润之饴糖为君，温补中焦，缓急止痛。臣以辛温之桂枝温阳气，祛寒邪；酸甘之白芍养营阴，缓肝急，止腹痛。佐以生姜温胃散寒，大枣补脾益气。炙甘草益气和中，调和诸药，是为佐使之用。其中饴糖配桂枝，辛甘化阳，温中焦而补脾虚；白芍配甘草，酸甘化阴，缓肝急而止腹痛。

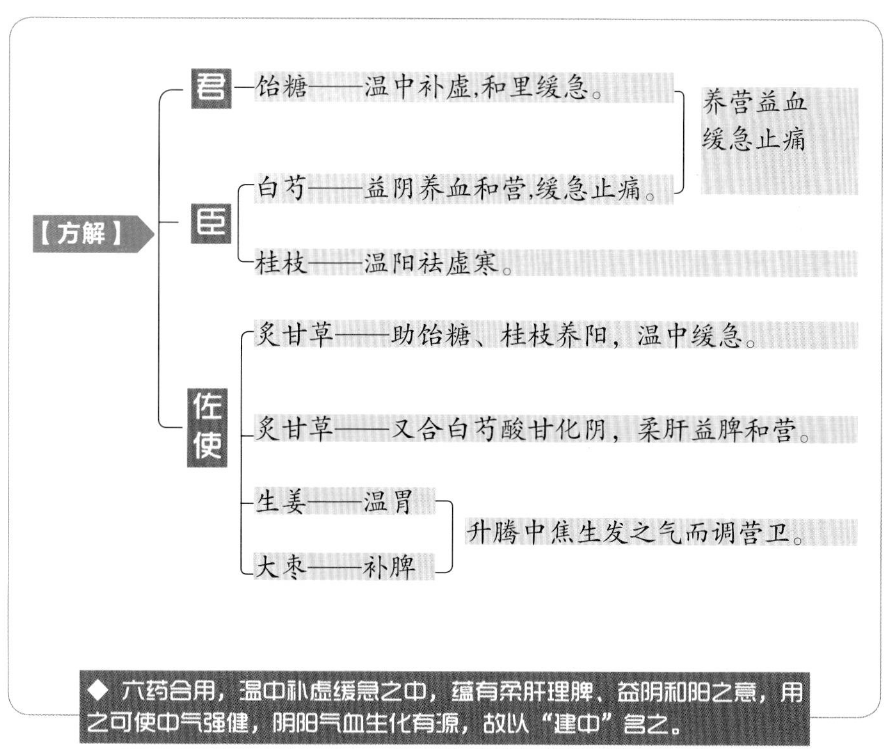

【运用】

1. **辨证要点** 临床以腹痛喜温喜按、心悸、发热，而见面色无华、舌淡苔白、脉细弦为辨证要点。

2. **加减变化** 面色萎黄、短气神疲者，可加黄芪、人参、当归以补养气血；便溏者，可加白术健脾燥湿止泻；中焦寒重者，可加干姜以增强温中散寒的功效；兼有气滞者，可加木香行气止痛。

3. **现代运用** 胃及十二指肠溃疡、慢性胃炎、慢性肝炎、神经衰弱、再生障碍性贫血、功能性发热等属中焦阴阳不和者，均可予本方加减治疗。

4. **使用注意** 呕吐或中满者不宜使用；阴虚火旺之胃脘疼痛忌用。

【方论精粹】

1. 王子接《绛雪园古方选注》："建中者，建中气也。名之曰小者，酸甘缓中，仅能建中焦营气也。前桂枝汤是芍药佐桂枝，今建中汤是桂枝佐芍药，义偏重于酸甘，专和血脉之阴。芍药、甘草有戊己相须之妙，胶饴为稼穑之甘，桂枝为阳木，有甲己化土之义。使以姜、枣助脾与胃行津液者，血脉中之柔阳，皆出于胃也。"

2. 成无己《伤寒明理论》："脾者，土也，应中央，处四藏之中，为中州，治中焦，生育荣卫，通行津液。一有不调，则荣卫失所育，津液失所行，必以此汤温建中脏，是以建中名焉。胶饴味甘温，甘草味甘平，脾欲缓，急食甘以缓之。健脾者，必以甘为主，故以胶饴为（君），甘草为（臣）。桂辛热，辛，散也，润也，荣卫不足，润而散之。芍药味酸微寒，酸，收也，泄也，津液不逮，收而行之；是以桂、芍药为佐。生姜味辛温，大枣味甘温，胃者卫之源，脾者荣之本，'荣出中焦，卫出上焦'是矣。卫为阳，不足者益之，必以辛；荣为阴，不足者补之，必以甘；辛甘相合，脾胃健而荣卫通，是以姜枣为（使）。或谓桂枝汤解表而芍药数少，建中汤温里而芍药数多。殊不知二者远近之制，皮肤之邪为近，则制小其服也，桂枝汤芍药佐桂枝同用散，非与建中同体尔。心腹之邪为远，则制大其服也，建中汤芍药佐胶饴以健脾，非与桂枝同用尔。《内经》曰：'近而奇偶，制小其服，远而奇偶，制大其服'，此之谓也。"

桃核承气汤

【方歌】

> 桃核承气五般施，甘草硝黄并桂枝，
> 瘀热互结小腹胀，蓄血如狂最相宜。

【方源】《伤寒论•辨太阳病脉证并治》："太阳病不解，热结膀胱，其人如狂，血自下，下者愈。其外不解者，尚未可攻，当先解其外。外解已，但少腹急结者，乃可攻之，宜桃核承气汤。"

【组成】桃仁（去皮尖）、大黄各 12 克，桂枝、炙甘草、芒硝各 6 克。

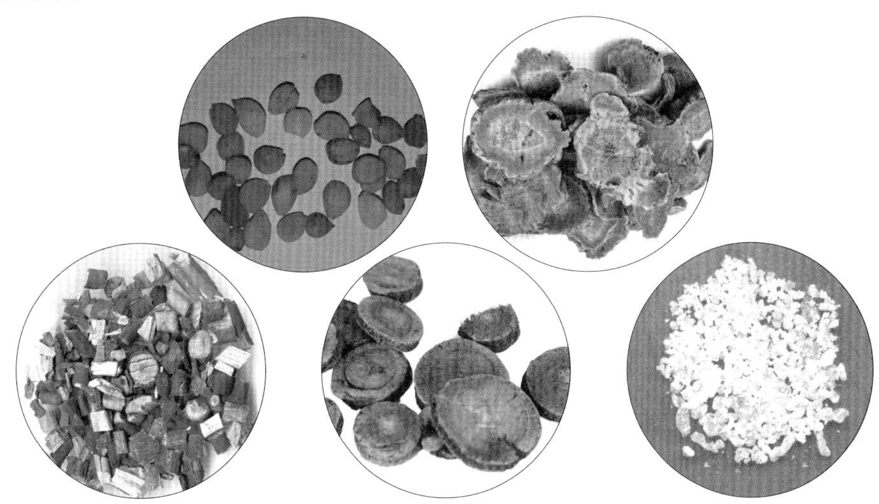

【用法】上四味，以水 7 升，煮取 3.5 升，去滓，纳芒硝，更上火，微沸，下火，先食，温服 5 合，日 3 服，当微利。

【功用】逐瘀泻热。

【主治】下焦蓄血证。少腹急结，小便自利，神志如狂，甚则烦躁谵语，至夜发热；以及血瘀经闭，痛经，脉沉实而涩者。

【方义方解】本方由调胃承气汤减芒硝之量，再加桃仁、桂枝而成。《伤寒论》原治邪在太阳不解，化热随经传腑，与血相搏结于下焦之蓄血证。瘀热互结于下焦少腹部位，故少腹急结；病在血分，与气分无涉，膀胱气化未受影响，故小便自利；夜属阴，热在血分，故至夜发热；心主血脉而藏神，瘀热上扰，心神不宁，故烦躁谵语、如狂。证属瘀热互结下焦，治当因势利导，逐瘀泻热，以祛除下焦之蓄血。

方中桃仁苦甘平，活血破瘀；大黄苦寒，下瘀泻热。二者合用，瘀热并治，共为君药。芒硝咸苦寒，泻热软坚，助大黄下瘀泻热；桂枝辛甘温，通行血脉，既助桃仁活血祛瘀，又防硝、黄寒凉凝血之弊，共为臣药。桂枝与硝、黄同用，相反相成，桂枝得硝、黄则温通而不助热；硝、黄得桂枝则寒下又不凉遏。炙甘草护胃安中，并缓诸药之峻烈，为佐使药。

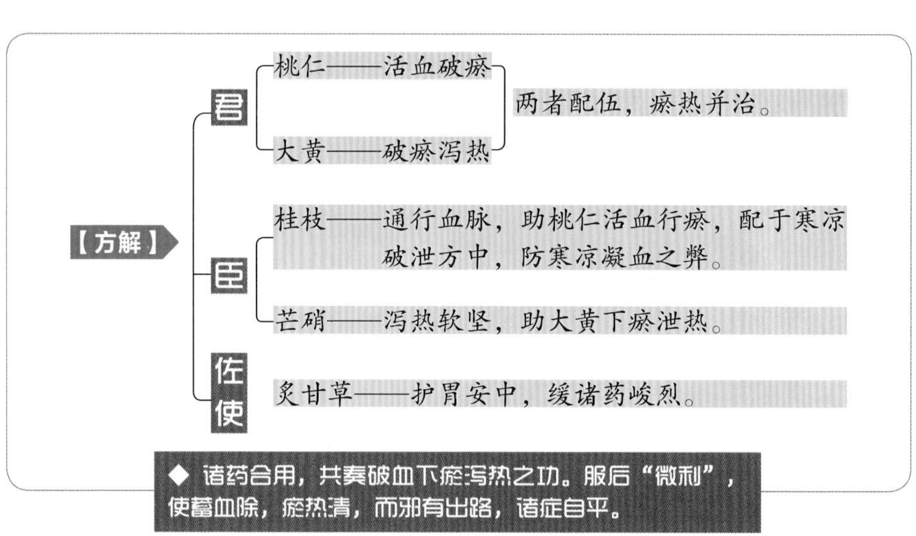

君	桃仁	活血破瘀
	大黄	荡涤下焦实热，活血破瘀
臣	芒硝	配大黄，增强通腑泄热
	桂枝	配桃仁，增强活血，使全方凉而不郁
佐使	甘草	保护胃气(相当于调胃承气汤的意义，缓和硝、黄的泻下力量)，调和诸药寒热

【运用】

1. **辨证要点** 本方为治疗瘀热互结、下焦蓄血证的常用方。临床应用以少腹急结、小便自利、脉沉实或涩为辨证要点。

2. **加减变化** 后世对本方的运用有所发展，不论何处的瘀血证，只要具备瘀热互结这一基本病机，均可加减使用。跌打损伤、瘀血停留、疼痛不已者，加当归、赤芍、苏木、红花、三七等以活血祛瘀止痛；妇人血瘀经闭、痛经以及恶露不下等症，常配合四物汤同用；兼气滞者，酌加乌药、香附、青皮、枳实、木香等以理气止痛；火旺而血郁于上之吐血、衄血，可以本方釜底抽薪，引血下行，并可酌加牡丹皮、生地黄、栀子等以清热凉血。

3. **现代运用** 本方常用于急性盆腔炎、附件炎、胎盘滞留、肠梗阻、子宫内膜异位症、急性脑出血等属瘀热互结下焦者。

4. **使用注意** 表证未解者，当先解表，而后用本方。因本方为破血下瘀之剂，故孕妇禁用。

【方论精粹】

1. 柯琴《伤寒来苏集》："若太阳病不解，热结膀胱，乃太阳随经之阳热瘀于里，致气留不行，是气先病也。气者血之用，气行则血濡，气结则血蓄，气壅不濡，是血亦病矣。小腹者，膀胱所居也，外邻冲脉，内邻于肝。阳气结而不化，则阴血蓄而不行，故少腹急结；气血交并，则魂魄不藏，故其人如狂。治病必求其本，气留不行，故君大黄之走而不守者，以行其逆气；甘草之甘平者，以调和其正气；血结而不行，故用芒硝之咸以软之；桂枝之辛以散之；桃仁之苦以泄之。气行血濡，则小腹自舒，神气自安矣。此又承气之变剂也。此方治女子月事不调，先期作痛，与经闭不行者最佳。"

2. 章楠《医门棒喝·伤寒论本旨》："此即调胃承气汤加桂枝、桃仁，引入血脉以破瘀结也。硝、黄、桃仁咸苦下降，佐桂枝、甘草辛温甘缓载之，使徐行入于血脉，导瘀血邪热由肠腑而去，故桂枝非为解太阳之余邪也。"

柴胡加龙骨牡蛎汤

【方歌】

参苓龙牡桂丹铅，芩夏柴黄姜枣全。
枣六余皆一两半，大黄二两后同煎。

【方源】 《伤寒论·辨太阳病脉证并治》：“伤寒八九日，下之，胸满烦惊，小便不利，谵语，一身尽重，不可转侧者，柴胡加龙骨牡蛎汤主之。”

【组成】 柴胡 12 克，龙骨、黄芩、生姜、铅丹、人参、桂枝（去皮）、茯苓各 4.5 克，半夏（洗）6 克，大黄（切）6 克，牡蛎（熬）4.5 克，大枣（擘）6 枚。

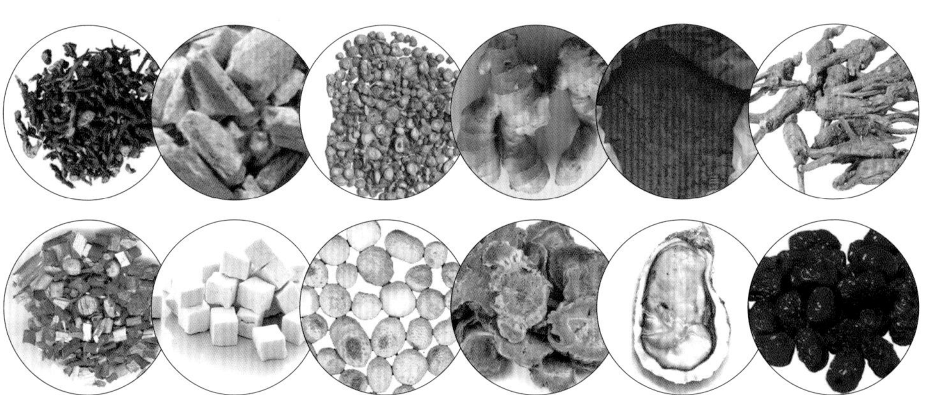

【用法】 上药十二味，除大黄外，以水 800 毫升，煮取 400 毫升，再纳大黄，更煮一二沸，去滓，每次温服 100 毫升。

【功用】 和解清热，镇惊安神。

【主治】 伤寒下后，邪陷正伤证。胸满烦惊，小便不利，谵语，一身尽重，不可转侧。

【方义方解】 方中柴胡、桂枝、黄芩和里解外，以治寒热往来、身重；龙骨、牡蛎、铅丹重镇安神，以治烦躁惊狂；半夏、生姜和胃降逆；大黄泻里热，和胃气；茯苓安心神，利小便；人参、大枣益气养营，扶正祛邪。共成和解清热，镇惊安神之功。

【运用】

1. **辨证要点** 本方主治伤寒邪陷少阳，枢机不利，表里俱病，虚实夹杂。临床以胸满、烦躁、谵语、身重为证治要点。

2. **加减变化** 胸胁刺痛，便秘色黑，舌紫暗者，为气郁血滞，加桃仁、红花、赤芍、川芎、香附、青皮；心烦易怒，面红目赤，为肝经火旺，去人参、桂枝、生姜、大枣，加龙胆草、栀子、车前子、泽泻、木通、生地黄；癫狂逆乱，语无伦次，眩晕，喉中痰鸣，便秘，舌苔厚腻，为痰浊蒙蔽清窍，去桂枝、人参、生姜，加礞石、沉香、生铁落、石菖蒲；急躁易怒，面色嫩红，日暮潮热，虚烦不得眠，舌绛尖赤，去桂枝、大黄，加黄连、阿胶、鸡子黄、白芍、百合、生地黄。

3. **现代运用** 现代以本方辨证用于精神分裂症、癫痫、失眠、神经官能症、心律失常、甲状腺功能亢进、肌肉痉挛、糖尿病、高血压病、耳源性眩晕、阳痿、脱发等。

4. **使用注意** 本方中含有铅丹，其成分为四氧化三铅，久用易致蓄积中毒，造成血红蛋白合成障碍，故应慎用，且不宜久服。

【方论精粹】

王子接《绛雪园古方选注》："足经方治手经病者，参、苓、龙、牡、铅丹入足经而可转行于手经者也。手少阴烦惊，从足太、少阳而来，故仍从柴、桂立方。邪来错杂不一，药亦错杂不一以治之。柴胡引阳药升阳，大黄领阴药就阴；人参、炙草助阳明之神明，即所以益心虚也；茯苓、半夏、生姜启少阳三焦之枢机，即所以通心机也；龙骨、牡蛎入阴摄神，镇东方甲木之魂，即所以镇心惊也；龙、牡顽钝之质，佐桂枝即灵；邪入烦惊，痰气固结于阴分，用铅丹即坠。至于心经浮越之邪，借少阳枢转出于太阳，即从兹收安内攘外之功矣。"

桂枝去芍药加蜀漆龙骨牡蛎救逆汤

【方歌】

桂枝去芍恐助阴，痰水犯心狂躁纷，
龙牡安神桂枝助，蜀漆涤饮有奇勋。

【方源】《伤寒论·辨太阳病脉证并治》：“伤寒脉浮，医以火迫劫之，亡阳，必惊狂，起卧不安者，桂枝去白芍加蜀漆牡蛎龙骨救逆汤主之。”

【组成】桂枝（去皮）、蜀漆（去腥）、生姜（切）各9克，炙甘草6克，大枣（擘）12枚，牡蛎（熬）15克，龙骨12克。

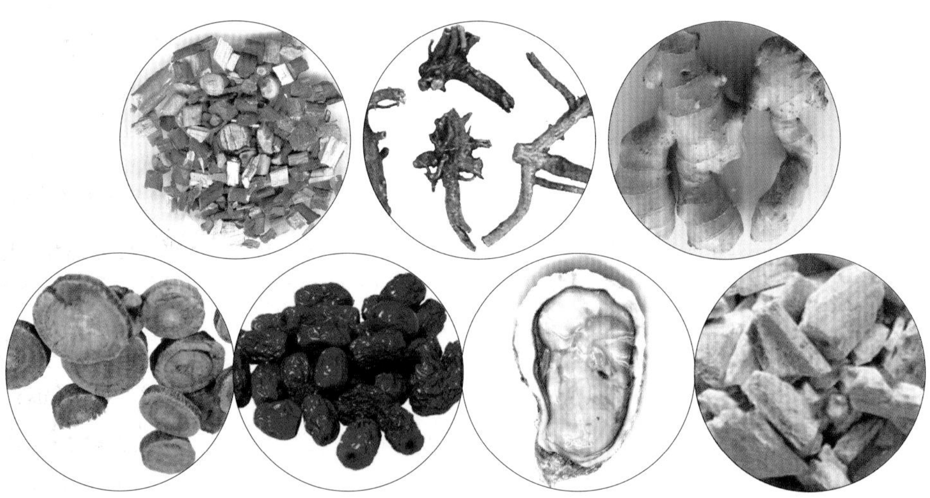

【用法】上七味，以水1.2升，先煮蜀漆至1升，纳诸药，煮取300毫升，去滓，温服100毫升。

【功用】镇惊安神。

【主治】心阳虚损，症见心悸、惊狂、卧起不安等。

【方义方解】 本方由桂枝汤去白芍加蜀漆和大剂量牡蛎、龙骨组成。方中桂枝汤去白芍之酸柔，以求气机流畅；桂枝甘草温通心阳以复其虚；佐生姜、大枣振奋中焦营卫生化之源，并助桂枝甘草温复阳气；蜀漆涤痰散邪，通畅神明之路；龙骨、牡蛎重镇潜敛心阳，安定心神。

◆ 方用桂枝扶助心阳，炙甘草补虚益气，配以牡蛎、龙骨重镇安神；全方复阳安神，培本固脱，为其配伍特点。

【运用】

1. **辨证要点** 主要用于治疗太阳病痉证。临床应用以发热恶风、身有汗出、身体牵强、脉沉迟为其辨证要点。

2. **加减变化** 骨节疼痛明显，加威灵仙、桑枝；气虚，加黄芪、党参；血虚，加当归；阴虚，加石斛；脾虚，加白术。

3. **现代运用** 常用于治疗各种类型精神病、神经衰弱、心动过速等病症。

4. **使用注意** 血热妄行者，忌用。

【方论精粹】

1. 成无己《注解伤寒论》："与桂枝汤，解未尽表邪；去芍药，以芍药益阴，非亡阳所宜也；火邪错逆，加蜀漆之辛以散之；阳气亡脱，加龙骨、牡蛎之涩以固之。本草云：涩可去脱，龙骨、牡蛎之属是也。"

2. 喻昌《尚论篇》："桂枝汤，阳药也。然必去芍药之阴重，始得疾趋以达以阳位；既达阳位矣，其神之惊狂者，漫难安定，更加蜀漆为之主统，则神可赖之以攸宁矣。缘蜀漆之性最急，丹溪谓其能飞补是也，更加龙骨、牡蛎有形之骨属，为之舟楫，以载神而返其宅也，亦于重以镇祛、涩以固脱之外，行其妙用。"

3. 尤怡《伤寒贯珠集》："被火者，动其神则惊狂，起卧不安，故当用龙、牡；其去芍药者，盖欲以甘草急复心阳，而不须酸味更益营气也，与发汗后，其人叉手自冒心，心下悸，欲得按者，用桂枝甘草汤同义。蜀漆，即常山苗，味辛，能去胸中邪结气。此证火气内迫心包，故须之以逐邪而安正耳。"

4.《医学摘粹》："用桂枝、甘草疏木而培中，生姜、大枣补脾而降逆，蜀漆吐腐瘀而疗狂，龙骨、牡蛎敛神魂而止惊也。"

桂枝甘草龙骨牡蛎汤

【方歌】

桂枝甘草组成方，龙牡加入安神良，
心悸同时兼烦躁，补阳宁心效果彰。

【方源】《伤寒论·辨太阳病脉证并治》："火逆下之，因烧针烦躁者，桂枝甘草龙骨牡蛎汤主之。"

【组成】桂枝（去皮）15克，炙甘草、牡蛎（熬）、龙骨各30克。

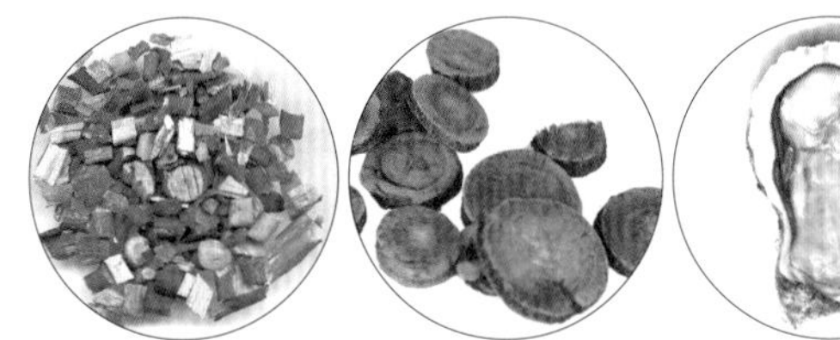

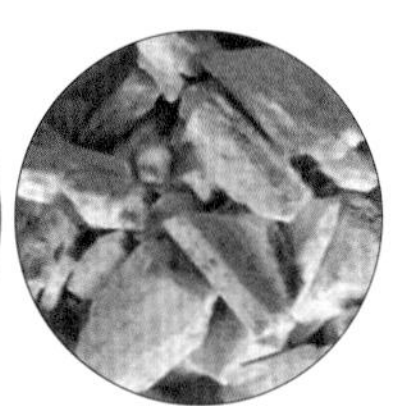

【用法】水煎服。

【功用】温通心阳，镇惊安神。

【主治】心阳内伤，冲气上逆，烦躁不安，心悸怔忡，多汗，不眠，脉浮或结代等症。

【方义方解】方以桂枝辛甘而温，既温振心阳，为温心通阳之要药，又温通血脉以畅血行，为君药。臣以甘草，一则补心气，合桂枝辛甘化阳，温补并行，是温补心阳的基本结构；二则健脾气，资中焦，使气血生化有源。龙骨、牡蛎重镇潜敛，安神定悸，令神志安静而烦躁庶几可解，为佐药。四药合力，阳气得复，心神得安，血行得畅，则诸症悉除。

【运用】

1. **辨证要点** 主要用于治疗心阳内伤、烦躁心悸，以及火逆证下后，误用温灸之症。临床应用以冲气上逆、心悸怔忡、多汗、不眠、脉浮或结代为其辨证要点。

2. 加减变化 失眠，加酸枣仁、石菖蒲、远志；气虚，加党参、黄芪；伴阴虚者，酌加生地黄、麦冬；寒甚，加重桂枝量，也可酌加干姜、熟附子等。

3. 现代运用 常用于治疗失眠，眩晕，遗精，带下，又有用于治疗盗汗，遗尿，眼肌痉挛症等病症。

4. 使用注意 心阴虚烦躁证禁用。

【方论精粹】

1. 成无己《注解伤寒论》："辛甘发散，桂枝、甘草之辛甘也，以发散经中火邪；涩可去脱，龙骨、牡蛎之涩，以收敛浮越之正气。"

2. 尤怡《伤寒贯珠集》："桂枝、甘草，以复心阳之气；牡蛎、龙骨，以安烦乱之神。"

3. 王子接《绛雪园古方选注》："桂枝、甘草、龙骨、牡蛎，其义取重于龙、牡之固涩。仍标之曰桂、甘者，盖阴钝之药，不佐阳药不灵。故龙骨、牡蛎之纯阴，必须籍桂枝、甘草之清阳，然后能飞引入经，收敛浮越之火、镇固亡阳之机。"

龙 骨

药材档案

别名：生龙骨、煅龙骨、五花龙骨。

药材特征：呈骨骼状或破碎块状，大小不一。表面白色、灰白色或浅棕色，多较平滑，有的具棕色条纹和斑点。质较酥、体轻，断面不平坦、色白、细腻，骨髓腔部分疏松，有多数蜂窝状小孔。吸湿性强，以舌舔之有吸力。无臭、无味。

性味归经：甘、涩，平。归心、肝、肾经。

功效主治：镇静安神，平肝潜阳，收敛固涩。本品质重沉降，味甘则补，入心、肝则补血，故能镇静而安心神，平肝以潜降肝阳，味涩则收敛固涩。

用量用法：15 ~ 30克，煎服，入汤剂宜先煎。外用：适量。收敛固涩宜煅用。

抵当汤

【方歌】

抵当汤中用大黄，虻虫桃蛭力最强，
少腹硬满小便利，攻瘀逐热治发狂。

【方源】 《伤寒论·辨太阳病脉证并治》："太阳病六七日，表证犹存，脉微而沉，反不结胸，其人发狂者，以热在下焦，少腹当硬满，小便自利者，下血乃愈，所以然者，以太阳随经，瘀热在里故也，抵当汤主之。""太阳病，身黄，脉沉结，少腹硬，小便不利者，为无血也。小便自利，其人如狂者，血证谛也，抵当汤主之。"

【组成】 水蛭（熬）、虻虫（去头、翅、足，熬）各30个，大黄（酒洗）48克，桃仁（去皮、尖、双仁）20个。

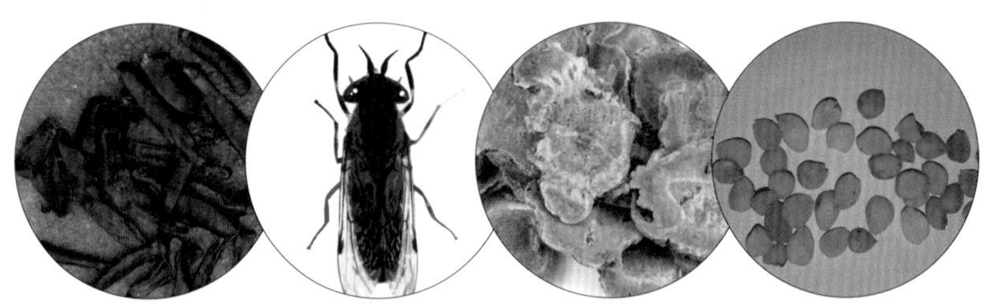

【用法】 上药四味，以水500毫升，煮取300毫升，去滓温服100毫升，不下更服。

【功用】 破血祛瘀。

【主治】 主下焦蓄血所致的发狂或如狂，少腹硬满，小便自利，喜忘，大便色黑易解，脉沉结，及妇女经闭，少腹硬满拒按者。

【方义方解】 甘缓结，苦泄热，桃仁、大黄之甘苦，以下结热。苦走血，咸渗血，虻虫、水蛭之苦咸，以除蓄血。

【运用】

1. **辨证要点** 主要用于治疗瘀热搏结下焦之病症。临床应用以少腹硬满疼痛、大便秘结、舌暗红苔黄腻为其辨证要点。

2. **加减变化** 瘀滞严重、疼痛剧烈，加乳香、没药、延胡索；气虚，加党参、黄芪；阴茎内热，加天冬、玄参、沙参；阳虚，加桂枝、干姜、附子；气滞，加香附、川芎。

3. **现代运用** 常用于治疗妇女瘀滞经闭，痛经；又用于治疗前列腺炎，肠梗阻，乳糜尿，痔疮，泌尿系结石，睾丸炎，嵌顿疝，阴茎血肿，血小板增多症，脑血栓，栓塞性静脉炎等病症。

4. **使用注意** 本方是破血逐瘀重剂，非瘀阻实证慎用，年老体虚者慎用，孕妇忌用。

【方论精粹】

1. 成无己《伤寒明理论》："人之所有者，气与血也。气为阳，气流而不行者则易散，以阳病易治故也；血为阴，血蓄而不行者则难散，以阴病难治故也。血蓄于下，非大毒快剂则不能抵挡其甚邪，故治蓄血曰抵当汤。水蛭味咸苦微寒，《内经》曰：'咸胜血，血蓄于下，胜血者必以咸为主'，故以水蛭为君；虻虫味苦微寒，苦走血，血结不行，破血者必以苦为助，是以虻虫为臣；桃仁味苦甘平，肝者血之源，血聚则肝气躁，肝苦急，急食甘以缓之，散血缓急，是以桃仁为佐；大黄味苦寒，湿气在下，以苦泄之，血亦湿类也，荡血逐热，是以大黄为使。四物相合而方剂成，病与药对，药与病宜，虽苛毒重疾，必获全济之功矣。"

2. 许宏《金镜内台方议》："太阳病者，膀胱之经也。若太阳之病不解，至六七日。热气内甚，结于膀胱，必为血证也。若脉微而沉，反不结胸者，其人小便自利，少腹硬满者，此为内蓄血证也。更其人发狂，以热在下焦，必下血乃能愈也。所以然者，以太阳随经，瘀热在里故也。经曰：血在上则忘，血在下则狂。故与水蛭为君，能破结血，虻虫为臣辅之，此能胜血也；以桃仁之甘平，破血散热为佐；以大黄之苦为使，而下结热也。且此四味之剂，乃破血之烈駃剂者也。"

抵当丸

【方歌】

> 抵当丸即抵当汤，捣药成丸煮水浆，
> 连渣服之只一颗，缓攻瘀血正不伤。

【方源】《伤寒论·辨太阳病脉证并治》："伤寒有热，少腹满，应小便不利，今反利者，为有血也。当下之，不可余药，宜抵当丸。"

【组成】虻虫（去翅足，熬）、水蛭（熬）各 3 克，桃仁（去皮尖）、大黄各 9 克。

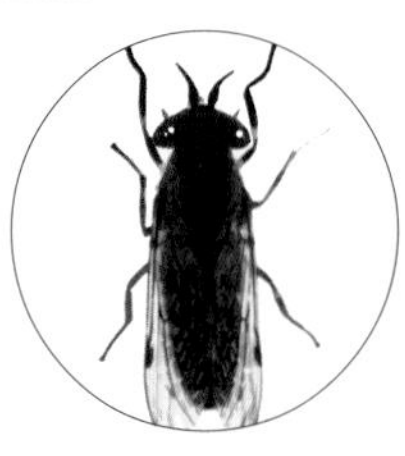
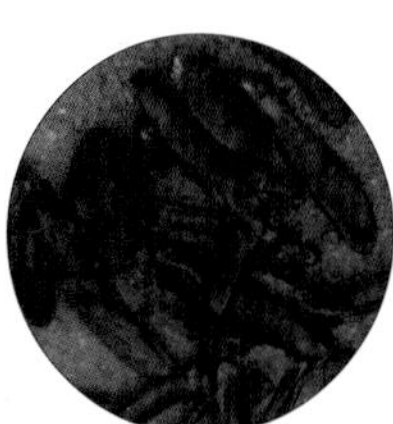
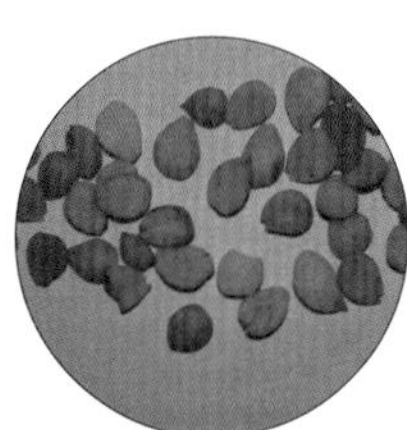
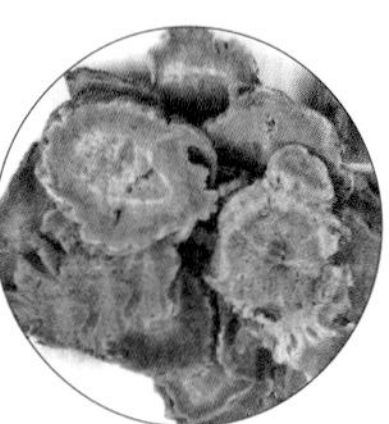

【用法】上 4 味，捣分 4 丸。吞服 1 丸，或水煎 1 丸。若不下，再用。

【功用】破血逐瘀。

【主治】伤寒有热，下焦蓄血，少腹满，小便自利者。

【方义方解】本方以水蛭、虻虫破血逐瘀，攻坚散结；以大黄泄热导瘀，疏渍邪之出路；更用桃仁之滑腻通利，既增水蛭、虻虫破血之力，复佐大黄下泄之功，是一箭双雕之法。诸药合用，峻散峻行，其功效之强，非桃核承气所能比肩。

【运用】

1. **辨证要点** 病势较抵当汤证缓，发狂，少腹满，小便自利，脉沉伏、弦涩或沉弦有力。

2. **加减变化** 本方去大黄加熟地黄，治妇女月水不调，渐成块，脐下如覆杯，久成肉症者，名地黄通经丸。

3. **注意事项** 少腹满，小便不利者，为水蓄证，不可用之。

【方论精粹】

1. 方有执《伤寒论条辨》:"名虽丸也，犹煮汤焉。夫汤，荡也;丸，缓也。变汤为丸，而犹不离乎汤，其取欲缓不缓，不荡而荡之意欤。"

2. 尤怡《伤寒贯珠集》:"此条证治，与前条大同，而变汤为丸，未详何谓，尝考其制，抵当丸中水蛭、虻虫，减汤方三分之一，而所服之数，又居汤方十分之六，是缓急之分，不特在汤丸之故矣。此其人必有不可不攻，而又有不可峻攻之势，如身不发黄，或脉不沉结之类。"

3. 吕震名《伤寒寻源》:"同一抵当而变汤为丸，另有精义。……盖病从伤寒而得，寒主凝泣，血结必不易散，故煮而连滓服之，俾有形质相著得以逗留血所，并而逐之，以视汤之专取荡涤者，不同也。"

大　黄

药材档案

别名：黄良、将军、肤如、川军、锦纹大黄。

来源：本品为蓼科植物掌叶大黄、唐古特大黄或药用大黄的干燥根及根茎。

药材特征：本品呈类圆柱形、圆锥形、卵圆形或不规则块状，长3～17厘米，直径3～10厘米。除尽外皮者表面黄棕色至红棕色，有的可见类白色网状纹理及星点（异型维管束）散在，残留的外皮棕褐色，多具绳孔及粗皱纹。质坚实，有的中心稍松软，断面淡红棕色或黄棕色，显颗粒性；根茎髓部宽广，有星点环列或散在；根木部发达，具放射状纹理，形成层环明显，无星点。气清香，味苦而微涩，嚼之粘牙，有沙粒感。

性味归经：苦，寒。归脾、胃、大肠、肝、心包经。

功效主治：泻下攻积，清热泻火，凉血解毒，逐瘀通经，利湿退黄。用于实热积滞便秘，血热吐衄，目赤咽肿，痈肿疔疮，肠痈腹痛，瘀血经闭，产后瘀阻，跌打损伤，湿热痢疾，黄疸尿赤，淋证，水肿；外治水火烫伤。酒大黄善清上焦血分热毒。用于目赤咽肿，齿龈肿痛。熟大黄泻下力缓，泻火解毒，用于火毒疮疡。大黄炭凉血化瘀止血，用于血热有瘀出血症。

用量用法：3～15克，用于泻下不宜久煎。外用：适量，研末调敷患处。

大陷胸汤

【方歌】

大陷胸汤用硝黄，甘遂为末共成方，
专治热实结胸证，泻热逐水效非常。

【方源】《伤寒论·辨太阳病脉证并治》："太阳病，脉浮而动数，浮则为风，数则为热，动则为痛，数则为虚，头痛发热，微盗汗出，而反恶寒者，表未解也。医反下之，动数变迟，膈内剧痛，胃中空虚，客气动膈，短气烦躁，心中懊憹，阳气内陷，心下因硬，则为结胸，大陷胸汤主之。"

"伤寒六七日，结胸热实，脉沉而紧，心下痛，按之石硬者，大陷胸汤主之。"

【释名】此方为治疗邪热与水饮相结之大结胸证，服用煎汤，故名大陷胸汤。

【组成】大黄（去皮）12 克，芒硝 10 克，甘遂 1 克。

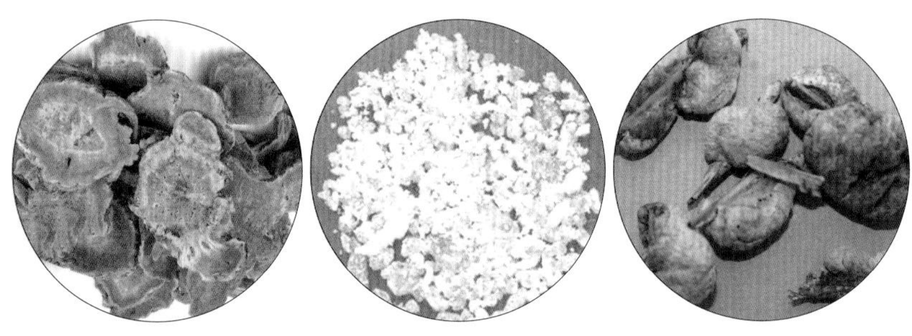

【用法】上三味，以水 6 升，先煮大黄，取 2 升，去滓，纳芒硝，煮一二沸，内甘遂末，温服 1 升。得快利，止后服。现代用法：水煎，溶芒硝，冲甘遂末服。

【功用】泻热逐水破结。

【主治】结胸证。从心下至少腹硬满而痛不可近，大便秘结，日晡小有潮热，或短气烦躁，舌上燥而渴，脉沉紧，按之有力。

【方义方解】本方因表邪未解而误下，或因误下而邪气内陷，热邪与水饮搏结于胸膈所致。治疗以泻热逐水为主。水热内结，气不得通，轻则但见心下硬满而痛，甚则从心下至少腹硬满而痛不可近；腑气不通，故大便秘结；邪热与水饮互结，津液不能上承，故舌燥口渴；此时燥热已累及阳明，因水热互结，故日晡小有潮热。

方中甘遂苦寒峻下，攻逐水饮，大黄泻热通便，芒硝软坚泄热。三药合用，力专效宏，诚为泄热逐水、开结通便的峻剂。

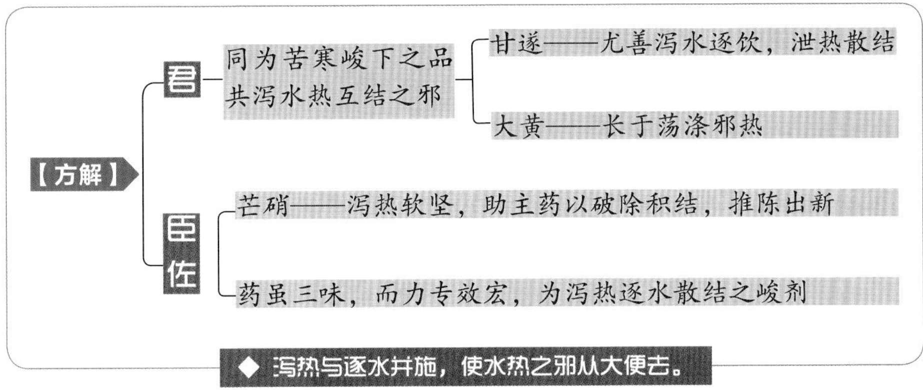

【运用】

1. **辨证要点**　本方为治疗大结胸证的常用方。临床应用以心下硬满、疼痛拒按、便秘、舌燥、苔黄、脉沉有力为辨证要点。

2. **现代运用**　本方常用于急性胰腺炎、急性肠梗阻、渗出性胸膜炎、肝脓疡、胆囊炎、胆石症等属于水热互结者。

3. **使用注意**　凡平素虚弱，或病后不任攻伐者，禁用本方。因本方为泻热逐水峻剂，既要防止利下过度，伤及正气，又要及时攻下，以防留邪为患。能否继续攻下，应视药后快利与否而定。

【方论精粹】

张秉成《成方便读》："治太阳表邪不解，而反下之，热陷于里。其人素有水饮停胸，以致水热互结心下，满而硬痛，手不可近，不大便，舌上燥而渴，成结胸胃实之证。以甘遂之行水直达所结之处，而破其澼囊，大黄荡涤邪热，芒硝咸润软坚，三者皆峻下之品，非表邪除尽，内有水热互结者，不可用之。"

小陷胸汤

【方歌】

> 小陷胸汤连夏蒌，宽胸开结涤痰优，
> 膈上热痰痞满痛，苔黄脉滑此方求。

【方源】《伤寒论·辨太阳病脉证并治》：“小结胸病，正在心下，按之则痛，脉浮滑者，小陷胸汤主之。”

【组成】黄连 6 克，半夏（洗）12 克，瓜蒌实 20 克。

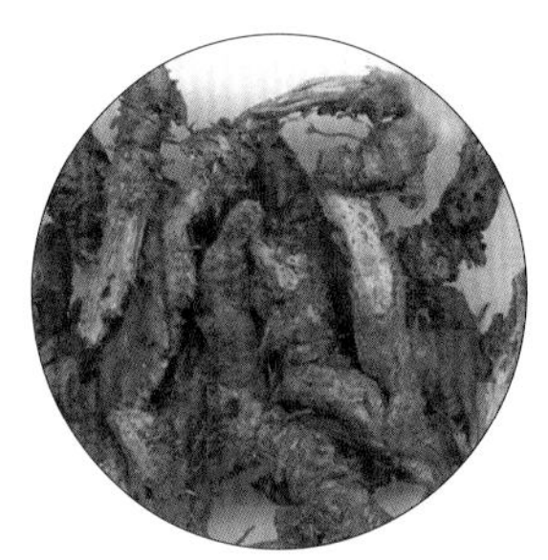
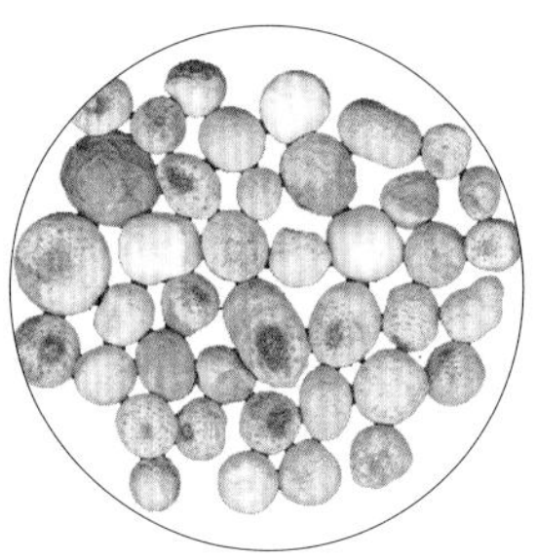
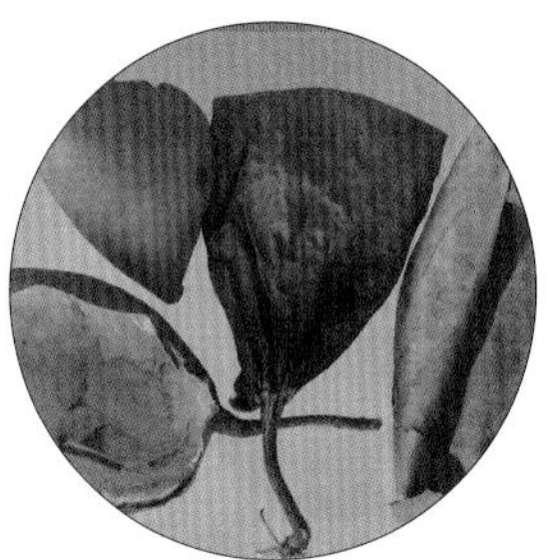

【用法】上药三味，以水 1.2 升，先煮瓜蒌取 600 毫升，去滓，再入诸药，煮取 500 毫升，去滓，分 3 次温服。

【功用】清热化痰，宽胸散结。

【主治】痰热互结证。胸脘痞闷，按之则痛，咳痰黄稠，舌苔黄腻，脉浮滑或滑数。

【方义方解】本方原治伤寒表证误下，邪热内陷，与痰浊结于心下的小结胸病。痰热互结心下或胸膈，气郁不通，故胃脘或心胸痞闷，按之则痛。治宜清热涤痰，宽胸散结。

方中全瓜蒌甘寒，清热涤痰，宽胸散结，用时先煮，意在“以缓治上”；黄连清热泻火，半夏化痰开结，二药合用，辛开苦降，善治痰热内阻。三药共奏清热化痰，宽胸散结之功。

君	瓜蒌	清热化痰，宽胸散结
臣	黄连	苦寒清热，配伍半夏，辛开苦降
佐	半夏	辛温化痰，增加瓜蒌清热化痰作用

【运用】

1. 辨证要点 本方为治疗痰热结胸的常用方。临床应用以胸脘痞闷、按之则痛、舌红苔黄腻、脉滑数为辨证要点。

2. 加减变化 方中加入破气除痞的枳实，可提高疗效。咳痰黄稠难咯者，可减半夏用量，加杏仁、胆南星、贝母等以清润化痰；心胸闷痛者，加桔梗、柴胡、赤芍、郁金等以行气活血止痛。

3. 现代运用 本方常用于急性胃炎、肝炎、胆囊炎、冠心病、急性支气管炎、肺心病、胸膜炎、胸膜粘连等属痰热互结心下或胸膈者。

4. 使用注意 阳明腑实之胃肠热结症与中气虚兼挟湿热症也可见痞病，舌苔黄，但非本方治症之胸腺有痰热实邪之象，故不宜用。另脾胃虚寒，大便溏者均不宜用。

【方论精粹】

1. 柯琴《伤寒来苏集》："热入有浅深，结胸分大小。心腹硬痛，或连小腹不可按者，为大结胸，此土燥水坚，故脉亦应其象而沉紧。止在心下，不及胸腹，按之知痛不甚硬者，为小结胸，是水与热结，凝滞成痰，留于膈上，故脉亦应其象而浮滑也。秽物据清阳之位，法当泻心而涤痰。用黄连除心下之痞实，半夏消心下之痰结，寒温并用，温热之结自平。瓜蒌实色赤形圆，中含津液，法象于心，用以为君，助黄连之苦。且以滋半夏之燥，洵为除烦涤痰、开结宽胸之剂。虽同名陷胸，而与攻利水谷之方悬殊矣。"

2.《古今名医方论》程扶生曰："此热结未深者在心下，不若大结胸之高在心上。按之痛，比手不可近为轻。脉之浮滑，又缓于沉紧。但痰饮素盛，挟热邪而内结，所以脉见浮滑也。以半夏之辛散之，黄连之苦泻之，瓜蒌之苦润涤之，所以除热散结于胸中也。先煮瓜蒌，分温三服，皆以缓治上之法。"

文蛤散

【方歌】

水潠原逾汗法门，肉上粟起更增烦，
意中思水还无渴，文蛤磨调药不繁。

【方源】《伤寒论·辨太阳病脉证并治》："病在阳，应以汗解之，反以冷水潠之，若灌之，其热被劫不得去，弥更益烦，肉上粟起，意欲饮水，反不渴者，服文蛤散。"

【组成】文蛤 150 克。

【用法】上一味，为散。每次 6 克，开水调服。

【功用】清热利湿，调和营卫。

【主治】皮肤、肌肉上粟起（即鸡皮疙瘩症），或皮肤瘙痒。

【方义方解】湿热侵袭而壅滞肌肤营卫，营卫被湿热所壅滞而不得行，营卫经脉郁阻滞涩，则皮肤、肌肉上粟起，或皮肤瘙痒；若湿热困扰脾胃，脾不运津，胃不纳降，则口渴欲饮水，或呕吐；其治当清热利湿，调和营卫。方中文蛤味苦性寒而燥，寒则清热，苦则燥湿，苦寒相用，以愈湿郁营卫证。

【运用】

1. **辨证要点** 本方以皮肤、肌肉瘙痒或溃烂、舌淡红、苔薄、脉浮为辨证要点。

2. **加减变化** 热郁者，加知母、石膏以清解郁热；口渴者，加芦根、天花粉以清热生津；肌肤疹者，加升麻、玄参以凉血透疹；湿疮者，加甘草、滑石以利湿清热解毒。

3. **现代运用** 本方可用于治疗西医临床中的皮肤过敏症、淋浴后肌肤凸起症、过敏性风团疹以及皮肤结核、结疖等。只要符合其主治病变证机，也可加减运用，辅助治疗如慢性胃炎、甲状腺功能亢进症、糖尿病等。

4. **使用注意** 寒湿证慎用本方。

【方论精粹】

吴谦等《医宗金鉴》："渴欲饮水，水入则吐，小便不利者，五苓散证也；渴欲饮水，水入则消，口干舌燥者，白虎人参汤证也。渴欲饮水而不吐水，非水邪盛也；不口干舌燥，非热邪盛也。惟引饮不止，故以文蛤一味，不寒不温，不清不利，专意于生津止渴也。或云：文蛤即今吴人所食花蛤，性寒味咸，利水胜热，然屡试而不效。尝考五倍子亦名文蛤，按法治之名百药煎，大能生津止渴，故尝用之，屡试屡验也。"

海蛤壳

药材档案

别名：蛤壳、海蛤、青蛤壳、煅海蛤壳。

药材特征：

文蛤：扇形或类圆形，背缘略呈三角形，腹缘呈圆弧形，长 3 ~ 10 厘米，高 2 ~ 8 厘米。壳顶突出，位于背面，稍靠前方。壳外面光滑，黄褐色，同心生长纹清晰，通常在背部有锯齿状或波纹状褐色花纹。壳内面白色，边缘无齿纹，前后壳缘有时略带紫色，铰合部较宽，右壳有主齿 3 个及前侧齿 2 个；左壳有主齿 3 个及前侧齿 1 个。质坚硬，断面有层纹。无臭，味淡。

青蛤：类圆形，壳顶突出，位于背侧近中部。壳外面淡黄色或棕红色，同心生长纹凸出壳面略呈环肋状。壳内面白色或淡红色，边缘常带紫色并有整齐的小齿纹，铰合部左右两壳均具主齿 3 个，无侧齿。

均以内光滑，外有轮纹，边口青紫色，洁净者为佳。

性味归经：咸，寒。归肺、胃经。

功效主治：清肺化痰，软坚散结。

用量用法：10 ~ 15 克，煎服。蛤粉宜包煎。

三物白散

【方歌】

巴豆熬来研似脂，只需一分守成规，
定加桔贝均三分，寒实结胸细辨医。

【方源】《伤寒论·辨太阳病脉证并治》："寒实结胸，无热证者，与三物小陷胸汤，白散亦可服。一云与三物白散。"

【组成】桔梗 22.5 克，巴豆 7.5 克（去皮、心，熬黑，研如脂），贝母 22.5 克。

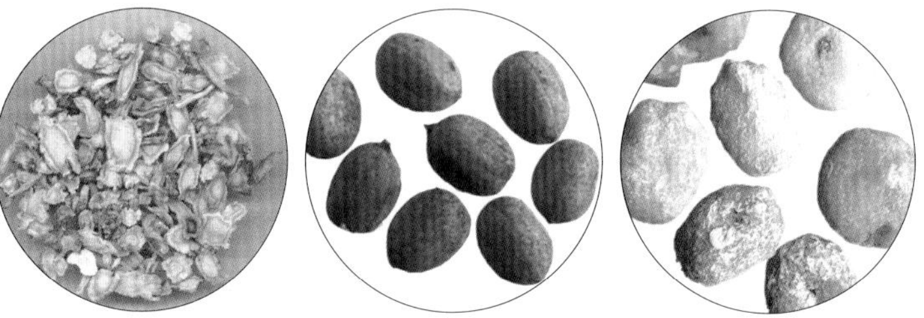

【用法】上三味为散，纳巴豆更于臼中杵之，以白饮和服。强人海服 1.5 克，羸者减之。病在膈上必吐，在膈下必利。若不利，进热粥 200 毫升；利过不止，进冷粥 200 毫升。

【功用】温下寒实，涤痰破结。

【主治】胸中疼痛，短气，或心下石硬而疼痛，或从心下至少腹硬满疼痛而不可按，或咳，或喘，或恶寒，或不大便，舌淡，苔薄或腻，脉沉紧。

【方义方解】方以巴豆之辛热，温通寒实，攻逐痰水；贝母涤痰散结，桔梗开泄肺闭。全方药性峻猛，巴豆辛热有毒，攻泻甚烈，且能催吐，故病势偏上者，邪实因吐而减；病势偏下者，邪结因利而解。

【运用】

1. 辨证要点 本方以胸胁脘腹疼痛而拒按、手足不温或咳嗽、舌质淡、苔白或腻、脉沉紧为辨证要点。

2. 加减变化 气虚者，加白术、人参以益气健脾；腹中痛者，加白芍以通络缓急舒筋。

3. 现代运用 本方可用于治疗西医临床中的肺脓疡、肺间质纤维化、支气管炎哮喘等，还可辅助治疗渗出性胸膜炎、渗出性腹膜炎、肝硬化腹水、肾小球肾炎、肾病综合征等。

4. 使用注意 痰热证慎用本方。

【方论精粹】

吴谦等《医宗金鉴》："是方也，治寒实水结胸证，极峻之药也。君以巴豆，极辛极烈，攻寒逐水，斩关夺门，所到之处，无不破也；佐以贝母，开胸之结；使以桔梗，为之舟楫，载巴豆搜逐胸邪，悉尽无余。膈上者必吐，膈下者必利。然唯知任毒以攻邪，不量强羸，鲜能善其后也。故羸者减之，不利进热粥，利过进冷粥；盖巴豆性热，得热则行，得冷则止。不用水而用粥者，藉谷气以保胃也。"

巴豆

药材档案

别名：巴菽、巴米、巴果、贡仔、刚子、江子、八百力、毒点子。

药材特征：本品呈卵圆形，一般具三棱，长 1.8 ~ 2.2 厘米，直径 1.4 ~ 2 厘米。表面灰黄色或稍深，粗糙，有纵线 6 条，顶端平截，基部有果梗痕。破开果壳，可见 3 室，每室含种子 1 粒。种子呈略扁的椭圆形，长 1.2 ~ 1.5 厘米，直径 0.7 ~ 0.9 厘米，表面棕色或灰棕色，一端有小点状的种脐及种阜的疤痕，另端有微凹的合点，其间有隆起的种脊；外种皮薄而脆，内种皮呈白色薄膜；种仁黄白色，油质。气微，味辛辣。

性味归经：辛，热；有大毒。归胃、大肠经。

功效主治：外用蚀疮。用于恶疮疥癣，疣痣。

用量用法：外用：适量，研末涂患处，或捣烂以纱布包擦患处。

柴胡桂枝干姜汤

【方歌】

柴胡桂姜痛胁背，大便不实尿欠利，
阳邪向阴气化衰，柴芩姜桂草粉蛎。

【方源】《伤寒论·辨太阳病脉证并治》：“伤寒五六日，已发汗而复下之，胸胁满微结，小便不利，渴而不呕，但头汗出，往来寒热，心烦者，此为未解也，柴胡桂枝干姜汤主之。”

【组成】柴胡 24 克，桂枝、干姜、黄芩各 9 克，天花粉 12 克，牡蛎（熬）、炙甘草各 6 克。

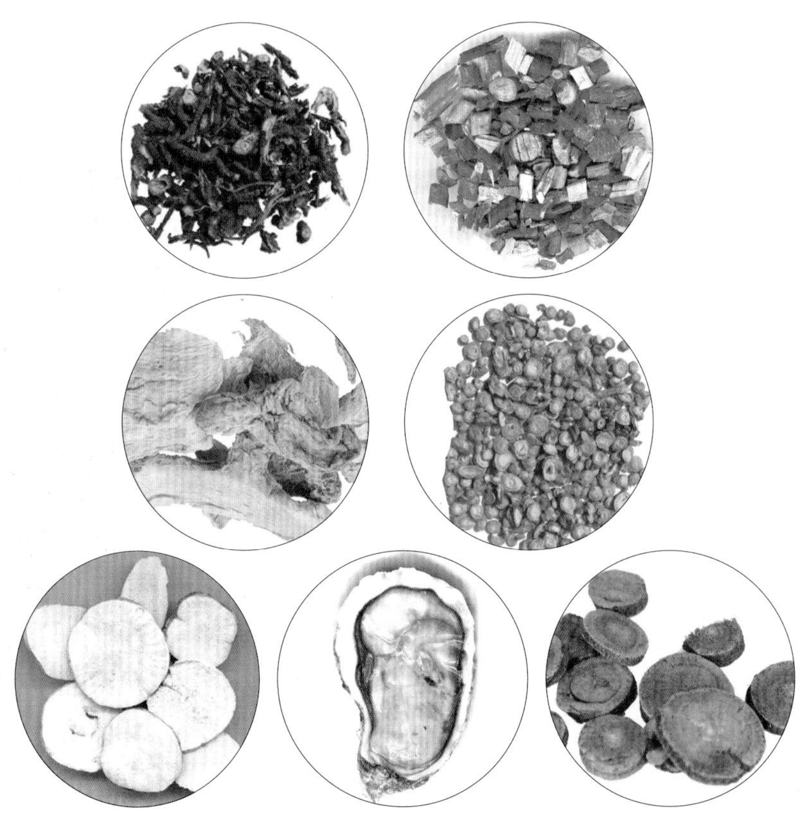

【用法】 以水1.2升，煮取600毫升，去滓，再煎取300毫升，温服150毫升，日二服。初服微烦，复服汗出便愈。

【功用】 和解散寒，生津敛阴。

【主治】 伤寒胸胁满微结，小便不利，渴而不呕，但头汗出，往来寒热，心烦；亦治疟疾寒多热少，或但寒不热。

【方义方解】 柴胡桂枝干姜汤为小柴胡汤的一个变方，由小柴胡汤减去半夏、人参、大枣、生姜，加干姜、桂枝、牡蛎、天花粉而成，用于治疗少阳胆热兼太阴脾寒，气化不利，津液不滋所致的腹胀，大便溏泻，小便不利，胸胁发满或胁痛控背，口渴心烦，往来寒热，手指发麻，舌红苔白，脉弦而缓等证。本方和解少阳，兼温脾家寒湿；与大柴胡汤和解少阳，兼泻阳明里实，一实一虚，相互发明。可知少阳为病影响脾胃，需辨其寒热虚实而治之。方中以柴胡、黄芩清利肝胆，以干姜、炙甘草温补脾阳，而桂枝则有交通寒热阴阳的作用。

【运用】

1. 辨证要点 主要用于治疗伤寒少阳枢机不和，寒热往来，胸胁满微结，兼见寒阻中焦。临床应用以寒热往来、胸胁满为其辨证要点。

2. 加减变化 便溏重者，重用干姜，而减轻黄芩用量；口苦重者，加重黄芩用量，而减少干姜用量。

3. 现代运用 用于治疗发热、胃痛、疟疾、胁痛等病症。

【方论精粹】

1. 吕震名《伤寒寻源》："此方全是小柴胡加减法。柯韵伯曰：心烦不呕而渴，故去参夏加瓜蒌根；胸胁满而微结，故去枣加牡蛎；小便虽不利，而心下不悸，故不去黄芩，不加茯苓；虽渴而表未解，故不用参而加桂枝，并以干姜易生姜，散胸胁之满结也。可见小柴胡加减之法，出入变化，妙用无穷，真神于法者矣！"

2. 尤怡《伤寒贯珠集》："瓜蒌根、黄芩除心烦而解热渴；炙甘草佐柴胡、桂枝以发散，合芩、瓜蒌、姜、蛎以和里，为三表七里之法也。"

半夏泻心汤

【方歌】

半夏泻心黄连芩，干姜甘草与人参，
大枣合之治虚痞，法在降阳而和阴。

【方源】《伤寒论·辨太阳病脉证并治》："但满而不痛者，此为痞，柴胡不中与之，宜半夏泻心汤。"

【组成】半夏（洗）12 克，黄芩、干姜、人参、炙甘草各 9 克，黄连 3 克，大枣（擘）12 枚。

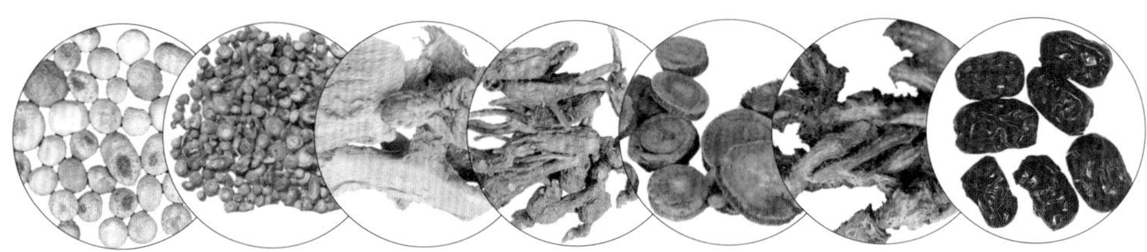

【用法】上七味，以水 1 升，煮取 600 毫升，去滓，再煎取 300 毫升，分 2 次温服。

【功用】寒热平调，消痞散结。

【主治】寒热错杂之痞证。心下痞，但满而不痛，或呕吐，肠鸣下利，舌苔腻而微黄。

【方义方解】此方所治之痞，是小柴胡汤误下，损伤中阳，少阳邪热乘虚内陷所致。治疗以寒热平调，消痞散结为主。心下即是胃脘，属脾胃病变。脾胃居中焦，为阴阳升降之枢纽，中气虚弱，寒热错杂，故为痞证。脾气主升，肝气主降，升降失常，故见呕吐，肠鸣下利。方中以辛温之半夏为君，散结除痞，又善降逆止呕。臣以干姜之辛热以温中散寒；黄芩、黄连之苦寒以泄热开痞。以上四味相伍，具有寒热平调，辛开苦降之用。然寒热错杂，又缘于中虚失运，故方中又以人参、大枣甘温益气，以补脾虚，为佐药。使以甘草补脾和中而调诸药。

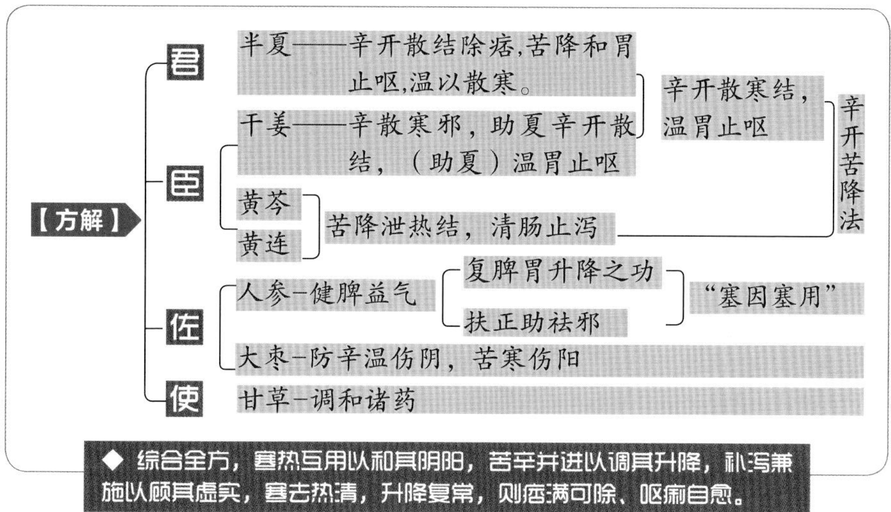

【运用】

1. **辨证要点** 本方为治疗中气虚弱、寒热错杂、升降失常而致肠胃不和的常用方，又是体现调和寒热、辛开苦降治法的代表方。临床应用以心下痞满、呕吐泻痢、苔腻微黄为辨证要点。

2. **加减变化** 湿热蕴积中焦、呕甚而痞、中气不虚或舌苔厚腻者，可去人参、大枣、甘草、干姜，加生姜、枳实以下气消痞止呕。

3. **现代运用** 本方常用于急慢性胃肠炎、慢性结肠炎、慢性肝炎、早期肝硬化等属中气虚弱、寒热互结者。

【方论精粹】

吴昆《医方考》："伤寒下之早，胸满而不痛者为痞，此方主之。伤寒自表入里，……若不治其表，而用承气汤下之，则伤中气，而阴经之邪乘之矣。以既伤之中气而邪乘之，则不能升清降浊，痞塞于中，如天地不交而成否，故曰痞。泻心者，泻心下之邪也。姜、夏之辛，所以散痞气；芩、连之苦，所以泻痞热；已下之后，脾气必虚，人参、甘草、大枣所以补脾之虚。"

十枣汤

【方歌】

十枣逐水效甚夸，大戟甘遂与芫花，
悬饮内停胸胁痛，大腹肿满用无恙。

【方源】《伤寒论·辨太阳病脉证并治》：“太阳中风，下利呕逆，表解者，乃可攻之。其人漐漐汗出，发作有时，头痛，心下痞硬满，引胁下痛，干呕短气，汗出不恶寒者，此表解里未和也，十枣汤主之。”

【释名】仲景以十枣命名，全赖大枣之甘缓，以救脾胃，方成节制之师也。（《医方论》）

【组成】芫花（熬）、甘遂、大戟各等份。

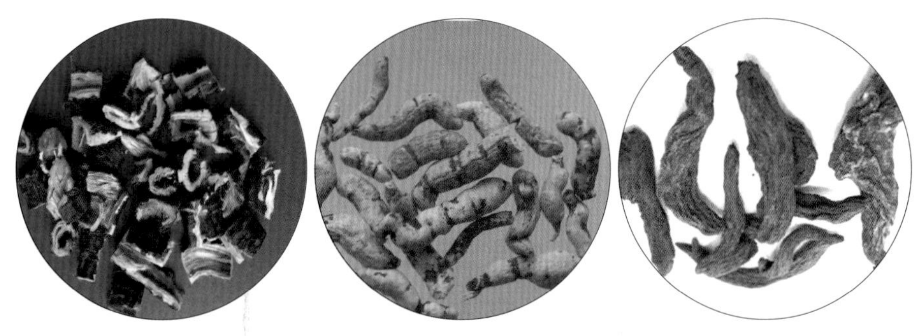

【用法】三味等份，各别捣为散。强人每服 1 克，羸人 0.5 克。用水 300 毫升，先煮肥大枣 10 枚，取 240 毫升，去滓，纳入药末，平旦温服；若下少病不除者，明日更服，加 0.5 克，得快下利后，可进米粥，护养胃气。（现代用法：上 3 味等份为末，或装入胶囊，每服 0.5 ～ 1 克，每日 1 次，以大枣 10 枚煎汤送服，清晨空腹服。得快下利后，糜粥自养。）

【功用】攻逐水饮。

【主治】 1. 悬饮。咳唾胸胁引痛，心下痞硬胀满，干呕短气，头痛目眩，或胸背掣痛不得息，舌苔滑，脉沉弦。

2. 水肿。一身悉肿，尤以身半以下为重，腹胀喘满，二便不利。

【方义方解】 水饮壅盛于里，停于胸胁，则咳唾胸胁引痛，甚或胸背掣痛不得息；水饮停于心下，则心下痞硬，干呕短气；上扰清阳，则头痛目眩；水饮泛溢肢体，则发水肿。此时，水气壅实，非一般化饮渗利之品所能胜任，当投峻剂攻逐，方可袪其水饮。

方中甘遂苦寒有毒，善行经隧络脉之水湿，主腹满，面目浮肿，留饮宿食，破症坚积聚，利水谷道。大戟苦寒有毒，善消胸胁伏饮痰癖。三药峻烈，各有专攻，合而用之，攻遂水饮之功甚著。用大枣 10 枚煎汤送服然，寓意有三：缓和诸药毒性；益气护胃，减少药后反应；培土制水，邪正兼顾。

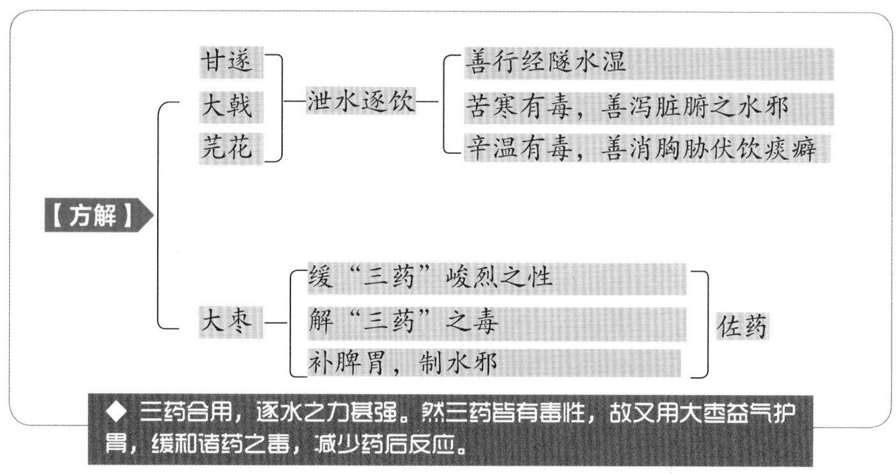

【运用】

1. **辨证要点** 本方为泻下逐水的代表方，又是治疗悬饮及阳水实证的常用方。临床应用以咳唾胸胁引痛或水肿腹胀、二便不利、脉沉弦为辨证要点。

2. **现代运用** 本方常用于肝硬化、渗出性胸膜炎、结核性胸膜炎、慢性肾炎所致的胸水、腹水或全身水肿以及晚期血吸虫病所致的腹水等属于水饮内停里实证者。

3. **使用注意** 本方作用峻猛，只可暂用，不宜久服。若精神胃纳俱好，而水饮未尽去者，可再投本方；若泻后精神疲乏，食欲减退，则宜暂停攻逐；若患者体虚邪实，又非攻不可者，可用本方与健脾补益剂交替使用，或先攻后补，或先补后攻。使用本方应注意四点：一是三药为散，大枣煎汤送服；二是于清晨空腹服用，从小量开始，以免量大下多伤正，若服后下少，次日加量；三是服药得快利后，宜食糜粥以保养脾胃；四是年老体弱者慎用，孕妇忌服。

【方论精粹】

1. 许宏《金镜内台方议》："下利呕逆者，里受邪也。若其人漐漐汗出，发作有时者，又不恶寒，此表邪已解，但里未和。若心下痞硬，引胁下痛，干呕短气者，非为结胸，乃伏饮所结于里也。若无表证，亦必烈駃之剂泄之乃已。故用芫花为君，破饮逐水；以甘遂、大戟为臣；佐之以大枣，以益脾而胜水为使。经曰：'以辛散之者，芫花之辛，散其伏饮。苦以泄之者，以甘遂、大戟之苦，以泄其水。甘以缓之者，以大枣之甘，益脾而缓其中也。'"

2. 李时珍引《伤寒论集注》："仲景治伤寒太阳证，表未解心下有水气而咳，干呕，发热，或喘，或利，小青龙汤主之。表已解，有时头痛恶寒，心下有水气，干呕，痛引两胁，或喘或咳，十枣汤主之。盖青龙散表邪，使水从汗出，《内经》所谓开鬼门也；十枣逐里邪，使水从二便出，《内经》所谓洁净府，去陈莝法也。"

3. 吕震名《伤寒寻源》："按下利呕逆，明是水邪为患。但病属太阳中风而来，必须表罢可攻，漐漐汗出，有似表证，但发作有恶寒非表矣。头痛有似表证，但汗出不恶寒，则非表矣。而心下痞硬满，引胁下痛，干呕短气诸证，全是水邪内壅之状，乃知汗出亦属水气外蒸，疼痛亦属水邪上逆，主里而不主表。里未和则宜攻下，但邪在胸胁，与攻胃实不同法。胃实者邪劫津液，责其无水；此则邪搏胸胁，责其多水。若施荡涤肠胃之药，诛伐无过，反滋变逆，故用芫花、甘遂、大戟三味，皆逐水之峻药，别捣为散，而以大枣作汤，取其味甘，载药入至高之分，分逐水邪，从上而下。此法今人多畏而不敢用，岂知不如此，水邪何由攻下耶！"

大黄黄连泻心汤

【方歌】

大黄黄连泻心汤，泻热消痞和胃方；
邪热入胃壅滞成，不用煎煮用沸汤。

【方源】《伤寒论·辨太阳病脉证并治》："心下痞，按之濡，其脉关上浮者，大黄黄连泻心汤主之。"

【组成】大黄 6 克，黄连 3 克。

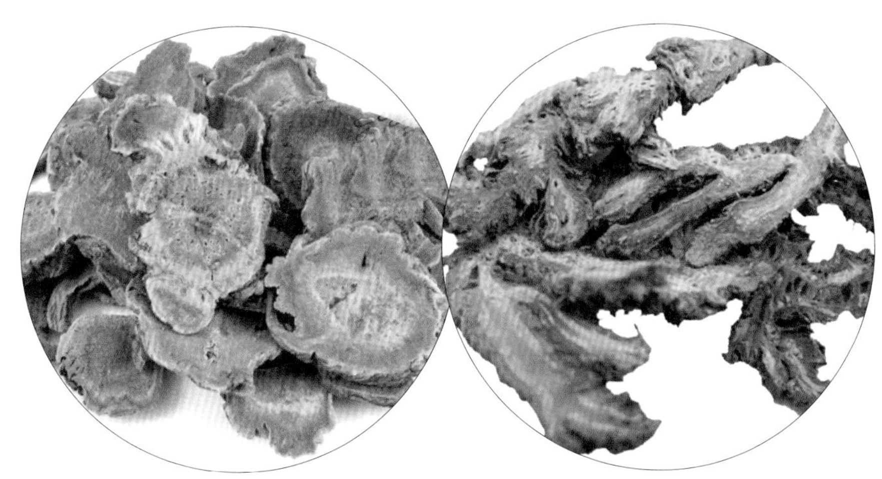

【用法】上二味。用麻沸汤 200 毫升渍之，须臾绞去滓，分 2 次温服。

【功用】泄热，消痞，和胃。

【主治】心下痞满，按之濡软，或胃脘满痛以满为主，或胸脘腹疼痛，舌红，苔黄，脉数。

【方义方解】热扰胃气而不降，浊气壅滞而不行，则心下痞满，按之濡软，或胃脘满痛，以满为主；郁热阻结，气机不通，则胸脘腹疼痛；舌红，苔黄，脉数均为胃热之证。其治当泄热，消痞，和胃。方中大黄泄热和胃，通畅气机。

黄连清泄胃热，降泄浊逆。尤其是煎煮以沸水浸泡，以取其气，薄其味，重在清泄中焦无形之热，而不引起泻下，此即用药之奥妙。

【运用】

1. 辨证要点 本方以心下痞满、按之濡软、口干或口苦、舌质红、苔黄、脉数为辨证要点。

2. 加减变化 咳嗽者，加石膏、麻黄以清宣肺热；出血者，加棕榈炭、茜草炭以收敛止血；胃胀者，加厚朴、枳实以行气消胀；大便干结者，加芒硝、大黄以泻热通下。

3. 现代运用 本方可用于治疗西医临床中的急慢性肠胃炎、急性胆囊炎、上消化道出血等。只要符合其主治病变证机，也可加减运用，辅助治疗如高脂血症、肺结核出血、脑血栓形成、血管硬化、精神分裂症、三叉神经痛等。

4. 使用注意 脾胃虚寒证、阳虚证慎用本方。

【方论精粹】

1. 王子接《绛雪园古方选注》："痞有不因下而成者，君火亢盛，不得下交于阴而为痞，按之虚者，非有形之痞，独用苦寒，便可泄却。如大黄泻营分之热，黄连泄气分之热，且大黄有攻坚破结之能，其泄痞之功即寓于泻热之内，故以大黄名其汤。以麻沸汤渍其须臾，去滓，取其气，不取其味，治虚痞不伤正气也。"

2. 吴谦等《医宗金鉴》："程应旄曰：'此条宜与伤寒大下后，复发汗，心下痞，恶寒者，表未解也，不可攻痞，当先解表，表解乃可攻痞，解表宜桂枝汤，攻痞宜大黄黄连泻心汤合看。彼条用桂枝者，缘发汗汗未出，而初时之恶寒不罢，故属表未和；此条加附子者，缘汗已出，恶寒已罢，而复恶寒汗出，故属之表阳虚，须于异同处细细参看。'"

赤石脂禹余粮汤

【方歌】

赤石脂禹余粮汤，药仅二味是经方，
虚寒泄泻时日久，涩肠止泻能建功。

【方源】《伤寒论·辨太阳病脉证并治》:“伤寒服汤药，下利不止，心下痞硬。服泻心汤已，复以他药下之，利不止。医以理中与之，利益甚。理中者，理中焦，此利在下焦，赤石脂禹余粮汤主之。复不止者，当利其小便。”

【组成】赤石脂（碎）、禹余粮（碎）各 30 克。

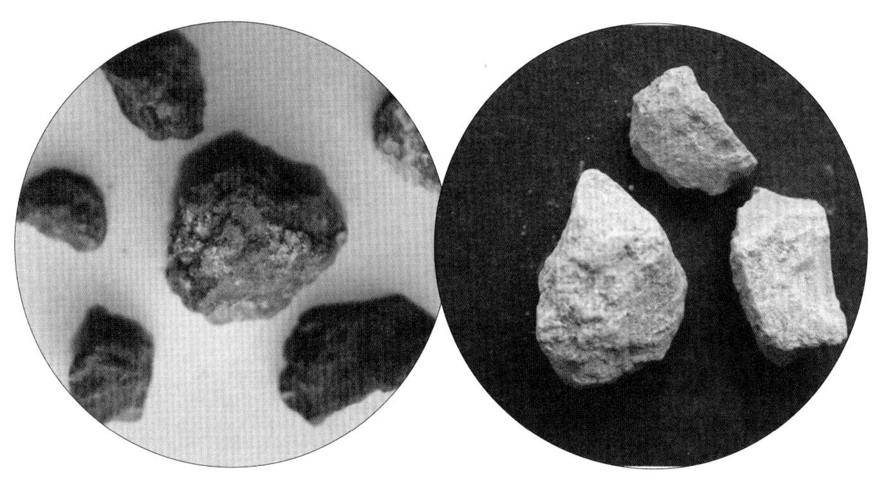

【用法】水煎服。每日 1 剂，日服 2 次。

【功用】涩肠止泻。

【主治】虚寒性痢疾日久、滑泄不禁、带下崩漏、伴面色萎黄、舌淡脉虚无力。

【方义方解】方用赤石脂、禹余粮涩肠止泻，收敛止血。二药功用基本相同，相须为用，力专效宏，其效不凡。

【运用】

1. **辨证要点** 主要用于治疗虚寒性泄泻。临床应用以久泻、带下、崩漏，伴面色萎黄、舌淡、脉虚无力为其辨证要点。

2. **加减变化** 若见体倦乏力、气短等气虚证者，加党参、黄芪、白术；形寒肢冷、腰膝酸软等肾阳虚衰证者，加补骨脂、肉豆蔻、吴茱萸；面色晦滞、舌有瘀斑或舌质暗红、脉弦小涩者，加蒲黄、五灵脂、当归、川芎。

3. **现代运用** 可用于慢性肠炎、慢性结肠炎、功能性子宫出血、阴道炎、宫颈炎等病症。

4. **使用注意** 凡急性泄泻等实证，不宜应用本方。

【方论精粹】

1. 吴昆《医方考》："下之利不止者，下之虚其里，邪热乘其虚，故利；虚而不能禁固，故不止；更无中焦之证，故曰病在下焦。涩可固脱，故用赤石脂；重可以镇固，故用禹余粮。然惟病在下焦可以用之。"

2. 喻昌《寓意草》："禹余粮甘平，消痞硬，而镇定其脏腑；赤石脂甘温，固肠虚而收其滑脱也。"

3. 柯琴《伤寒来苏集》："利在下焦，水气为患也。唯土能制水，石者，土之刚也。石脂、禹粮，皆土之精气所结；石脂色赤，入丙，助火以生土；余粮色黄，入戊，实胃而涩肠；虽理下焦，实中宫之剂也，且二味皆甘，甘先入脾，能坚固堤防而平水气之亢，故功胜于甘、术耳。"

旋覆代赭汤

【方歌】

旋覆代赭痞在中，噫气不除饮气冲，
参草姜枣半夏予，赭轻姜重方奏功。

【方源】 《伤寒论·辨太阳病脉证并治》："伤寒发汗，若吐若下，解后，心下痞硬，噫气不除者，旋覆代赭汤主之。"

【组成】 旋覆花、炙甘草、半夏（洗）各9克，人参6克，代赭石12克，生姜10克，大枣（擘）12枚。

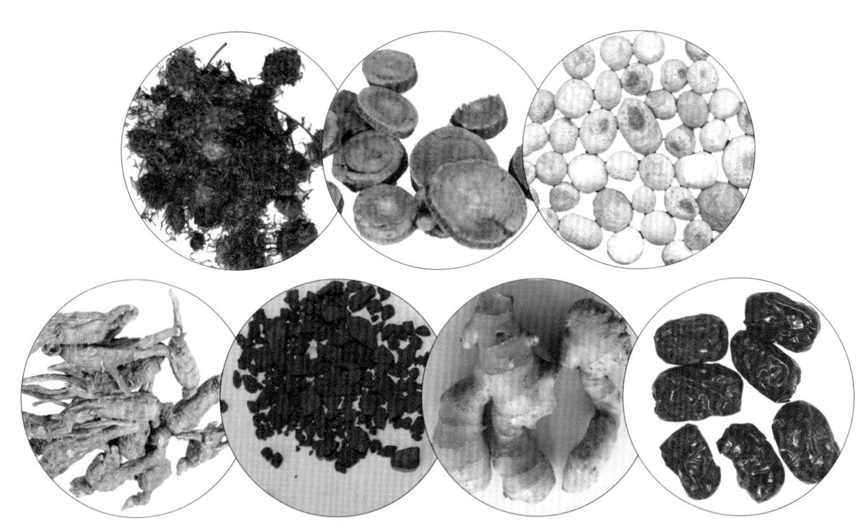

【用法】 上七味，用水1升，煮取600毫升，去滓，再煎取300毫升，分2次温服。

【功用】 降逆化痰，益气和胃。

【主治】 胃气虚弱，痰浊内阻证。心下痞硬，或反胃呕逆，吐涎沫，噫气不除，舌苔白滑，脉弦而虚。

【方义方解】 本方证因胃气虚弱、痰浊内阻所致胃脘痞闷胀满、频频嗳气，甚或呕吐、呃逆等证。原书用于“伤寒发汗，若吐若下，解后，心下痞硬，噫气不除者”。此乃外邪虽经汗、吐、下而解，但治不如法，中气已伤，痰涎内生，胃失和降，痰气上逆之故。而胃虚当补、痰浊当化、气逆当降，所以拟化痰降逆，益气补虚之法。方中旋覆花性温而能下气消痰，降逆止噫，是为君药。代赭石质重而沉降，善镇冲逆，但味苦气寒，故用量稍小为臣药；生姜于本方用量独重，寓意有三：一为和胃降逆以增止呕之效，二为宣散水气以助祛痰之功，三可制约代赭石的寒凉之性，使其镇降气逆而不伐胃；半夏辛温，祛痰散结，降逆和胃，并为佐药。人参、炙甘草、大枣益脾胃，补气虚，扶助已伤之中气，为佐使之用。后世用治胃气虚寒之反胃、呕吐涎沫，以及中焦虚痞而善嗳气者，亦取本方益气和胃、降逆化痰之功。

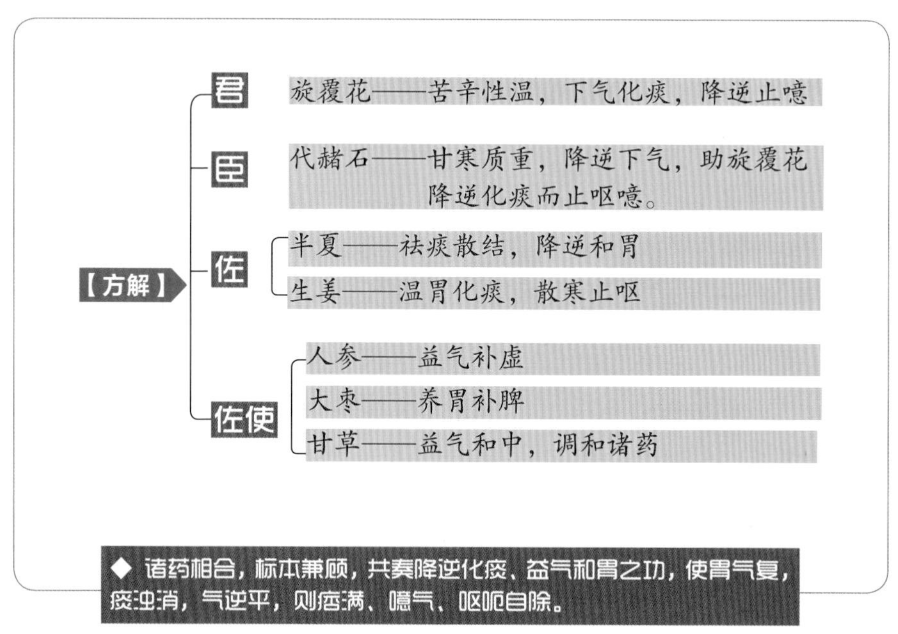

【运用】

1. **辨证要点** 本方主治胃虚痰阻、气逆不降之证。临床以心下痞硬、嗳气频作、呕吐、呃逆、苔白滑、脉弦虚为辨证要点。

2. **加减变化** 痰多者，可加陈皮、茯苓以和胃化痰；胃气不虚者，可去大枣、人参、甘草；胃寒较甚者，可改生姜为干姜，并酌加柿蒂、丁香以温胃降逆。

3. **现代运用** 临床常用本方加减治疗胃虚痰阻的胃神经官能症、慢性胃炎、胃扩张、胃及十二指肠溃疡、神经性呃逆、幽门不全梗阻等属胃虚痰阻者。

4. **使用注意** 服药时以少量频服为佳，可预防服后吐出。若顽固性呕吐，服药入口即吐者，可用灶心黄土或芦根先煎取汁，以药汁煎其他药。

【方论精粹】

1. 许宏《金镜内台方议》卷8："汗吐下后，大邪虽解，胃气已弱而未和，虚气上逆，故心下痞硬，而噫气不除者。与旋覆花下气除痰为君，以代赭石为臣，而镇其虚气；以生姜、半夏之辛，而散逆气，除痞散硬为佐；人参、大枣、甘草之甘，而调缓其中，以补胃气而除噫也。"

2. 柯琴《伤寒来苏集》："此生姜泻心去芩、连、干姜，加旋覆、代赭方也。以心虚不可复泻心，故制此剂耳。心主夏，旋覆花生于夏末，咸能补心，能软硬，能消结气；半夏生于夏初，辛能散邪，能消痞，能行结气，代赭禀南方之火色，入通于心，散痞硬而镇虚热；参、甘、大枣之甘，佐旋覆以泻虚火；生姜之辛，佐半夏以散水结。斯痞硬消，嗳气自除矣。若用芩、连以泻心，能保微阳之不乐哉。"

3. 王子接《绛雪园古方选注》："旋覆代赭汤，镇阴宣阳方也，以之治噫。噫者，上焦病声也。脾失升度，肺失降度，阴盛走于胃，属于心而为声。故用旋覆咸降肺气，代赭重镇心包络之气，半夏以通胃气，生姜、大枣以宣脾气，而以人参、甘草奠安阳明，不容阴邪复遏，则阴宁于里，阳发于表，上中二焦皆致和矣。"

桂枝人参汤

【方歌】

人参汤方即理中，加桂后煎力方增，
痞利不解中寒甚，温中解表建奇功。

【方源】 《伤寒论·辨太阳病脉证并治》：“太阳病，外证未除，而数下之，遂协热而利，利下不止，心下痞硬，表里不解者，桂枝人参汤主之。”

【组成】 桂枝（别切）、炙甘草各 12 克，白术、人参、干姜各 9 克。

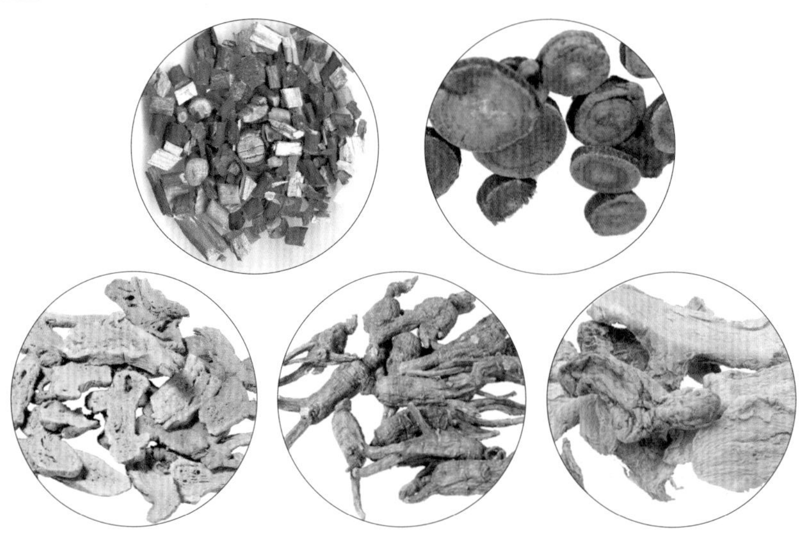

【用法】 以水 900 毫升，先煮甘草、白术、人参、干姜四味，取 500 毫升，纳桂枝，更煮取 300 毫升，去滓，温服 100 毫升，日 2 次，夜 1 次。

【功用】 解表温中。

【主治】 治太阳病，外证未除，而数下之，以致中焦虚寒，下利不止，心下痞硬，表里不解者。

【方义方解】 本方为表里同病、表里俱寒之证而设，治宜温里益气，辛温解表。方中桂枝辛温以解肌发表，后下是保全其辛香之气以助开腠散邪，兼以温经止痛；人参大补元气，助运化、受纳而正脾胃之升降，共为君药。以辛热之干姜为臣，温中焦脾胃，祛里寒疼痛。脾阳不足，脾气不运，水湿易生，故佐以白术，补气健脾，燥湿止利。炙甘草味甘平，《素问·至真要大论》曰"五味入胃，甘先入脾"，脾不足者，以甘补之，补中助脾，必以为甘剂，故方中重用甘草，益气健脾，和中调药，为佐使之用。诸药配合，是以温阳益气、顾护中阳为主，解表为辅，故所治之证应以里证为重。

【运用】

1. **辨证要点** 临床使用本方以身热下利、苔白、脉迟为证治要点。

2. **加减变化** 若虚寒甚者，可加附子以增助阳之力；腹痛者，加白芍缓急止痛；利下不止，加黄芪、升麻等益气升阳止泻。

3. **现代运用** 急慢性胃肠炎、慢性结肠炎等属脾胃虚寒或兼外感表证者，均可应用。

4. **使用注意** 本方药性偏于温燥，热证下利及阴虚患者，均不宜使用。

【方论精粹】

1. 汪昂《医方集解》："欲解表里之邪，全藉中气为敷布，故用理中以和里，而加桂枝以解表。不名理中，而名桂枝者，到底先表之意也。"

2. 王子接《绛雪园古方选注》："理中加人参，桂枝去芍药，不曰理中，而曰桂枝人参者，言桂枝与理中，表里分头建功也。故桂枝加一两，甘草加二两。其治外协热而里虚寒，则所重仍在理中，故先煮四味，而后内桂枝，非但人参不佐桂枝实表，并不与桂枝相忤，宜乎直书人参而不讳也。"

3. 黄元御《伤寒悬解》："桂枝人参汤，桂枝通经而解表热，参、术、姜、甘温补中气，以转升降之机也。太阴之胸下结硬，即痞证也。自利益甚，即下利不止也。中气伤败，痞与下利兼见，人参汤助中气之推迁，降阳中之浊阴则痞消，升阴中之清阳则利止，是痞证之正法。诸泻心则因其下寒上热，从此而变通者也。"

瓜蒂散

【方歌】

瓜蒂散中赤小豆，豆豉汁调酸苦凑，
逐邪涌吐功最捷，胸脘痰食服之瘳。

【方源】《伤寒论·辨太阳病脉证并治》："病如桂枝证，头不痛，项不强，寸脉微浮，胸中痞硬，气上冲咽喉，不得息者，此为胸有寒也，当吐之，宜瓜蒂散。"

《伤寒论·辨厥阴病脉证并治》："病人手足厥冷，脉乍紧者，邪结在胸中，心下满而烦，饥不能食者，病在胸中，当须吐之，宜瓜蒂散。"

【组成】瓜蒂（熬黄）、赤小豆各1克。

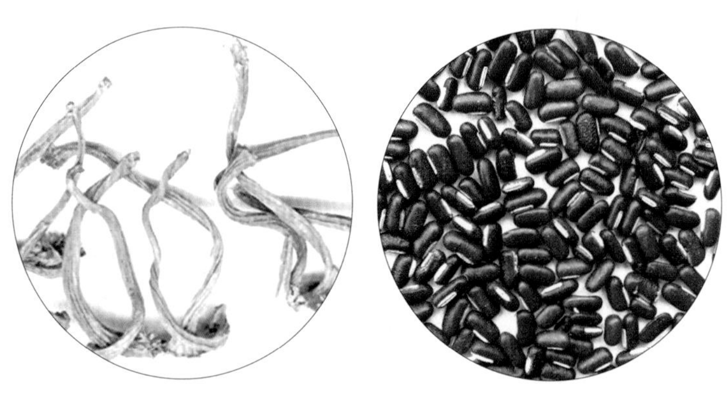

【用法】每服3克，以香豉9克，用热汤700毫升，煮作稀糜，去滓，取汁和散，温顿服之。不吐者，少少加，得快吐乃止。[现代用法：将二药研细末和匀，每服1～3克，用豆豉9克煎汤送服。不吐者，用洁净翎毛探喉取吐。]

【功用】涌吐痰涎宿食。

【主治】痰涎宿食，壅滞胸脘证。胸中痞硬，懊侬不安，欲吐不出，气上冲咽喉不得息，寸脉微浮者。

【方义方解】 本方所治，为痰涎壅滞胸中，或宿食停积上脘之证。痰涎宿食填塞，气机被遏，故胸中痞硬、懊侬不安、欲吐不出、气上冲咽喉不得息；寸脉微浮为邪气在上之征。治当因势利导，遵《素问·至真要大论》“其高者，因而越之”的理论，采用涌吐痰食法治疗。

方中瓜蒂味苦，善于涌吐痰涎宿食，为君药。赤小豆味酸平，能祛湿除烦满，为臣药。君臣配伍，相须相益，酸苦涌泻，增强催吐之力。以豆豉煎汤调服，取其轻清宣泄之性，宣解胸中邪气，利于涌吐，又可安中护胃，使在快吐之中兼顾护胃气。

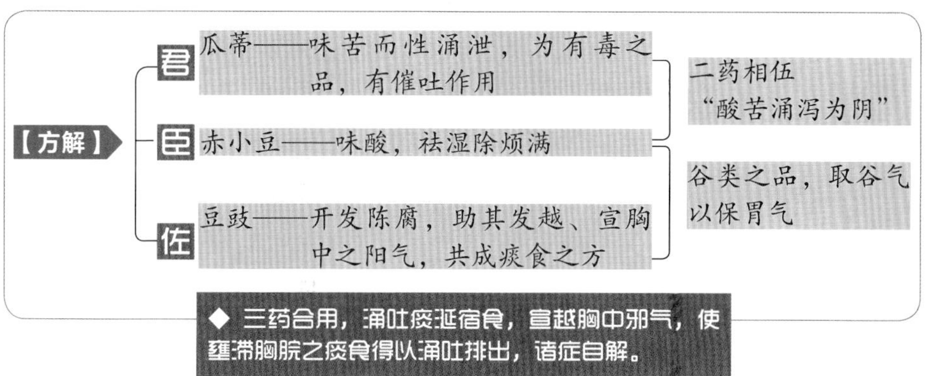

【运用】

1. **辨证要点** 本方临证以胸脘痞硬、烦懊不安、气逆欲吐为辨证要点。

2. **现代运用** 本方常用于暴饮暴食导致的急性胃炎、神经官能症、精神错乱、口服药物中毒早期等病证。

3. **使用注意** 本方瓜蒂苦寒有毒，易伤正气，应注意用量不宜过大，中病即止；年老、体虚、孕妇、产后，以及有吐血史者应慎用；若宿食或毒物已离胃入肠，痰涎不在胸膈者，均需禁用;恐吐后伤胃，可服稀粥少许以自养。

【方论精粹】

1. 成无己《伤寒明理论》：“瓜蒂味苦寒，《内经》曰：湿气在上，以苦吐之。寒湿之气，留之胸中，以苦为主，是以瓜蒂为君；赤小豆味酸涩，《内经》曰：酸苦涌泻为阴，分涌膈实，必以酸为佐，是以赤小豆为臣；香豉味苦寒，苦以涌泻，寒以胜热，去上膈之热，必以苦寒为辅，是以香豉为使。酸苦相合，则胸中痰热涌吐而出矣。”

2. 吴昆《医方考》：“胸中多痰，便是实证，与虚烦不同。痰热交淫，故令头痛。经曰：‘苦能涌泄。瓜蒂，苦物也，故用之在上则涌胸中实痰’。陶隐君曰：‘燥可去湿，赤小豆之属是也，此用之为佐，亦是燥其湿痰之意。是方也，吐痰诚为快利，诸亡血虚象，则又在所禁矣’。”

3. 李中梓《删补颐生微论》：“华佗曰：‘四日在胸，可吐之，迎而夺之之法也’。《千金方》曰：‘气浮上部，胸中满者吐之’。经曰：‘湿气在上，以苦吐之。’瓜蒂苦寒，是以为君。经曰：‘酸苦涌泻为阴。’赤小豆味酸，是以为臣。香豉苦寒，苦以涌泄，寒以胜热，是以为使。吐中駃剂，重亡津液之药也。”

4. 柯琴《伤寒来苏集》：“瓜为甘果，两熟于长夏，清胃热者也，其蒂，瓜之生气所系也，色青味苦，象东方甲木之化，得春升生发之机，故能提胃中之气，除胸中实邪，为吐剂中第一品药，故必用谷气以和之。赤小豆甘酸下行而止吐，取为反佐，制其太过也。香豉本性沉重，糜熟而使轻浮，苦甘相济，引阳气以上升，驱阴邪而外出。作为稀糜，调二散，更快吐而不伤神，仲景制方之精义。赤豆为心谷而主降，香豉为肾谷而反升，既济之理也。”

5. 汪昂《医方集解》：“此足太阳、阳明药也。胸中痰食与虚烦者不同，越以瓜蒂之苦，涌以赤小豆之酸，吐去上焦有形之物，则水得舒畅，天地交而万物通矣。当吐而胃弱者，改用参芦。”

6. 王子接《绛雪园古方选注》：“瓜蒂散乃酸苦涌泻重剂，以吐胸寒者，邪结于胸，不涉太阳表实，只以三物为散，煮作稀糜，留恋中焦以吐之，能事毕矣。瓜蒂性升，吐苦而涌，豆性酸敛，味苦而泄，恐其未必即能宣越，故复以香豉汤陈腐之性，开发实邪，定当越上而吐矣。”

7. 吴谦等《医宗金鉴·删补名医方论》：“凡胸中寒热，与气、与饮郁结为病，谅非汗、下之法所能治，必得酸苦涌泻之品，因而越之，上焦得通，阳气得复，痞硬可消，胸中可和也。瓜蒂极苦，赤豆味酸，相须相益，能除胸胃中实邪，为吐剂中第一品也。而佐香豉粥汁合服者，借谷气以保胃气也。服之不吐，少少加服，得快吐而即止者，恐伤胃中元气也。此方奏功之捷，胜于汗、下，所以三法鼎立，今人不知岐伯、仲景之精义，置之不用，可胜惜哉。”

白虎加人参汤

【方歌】

服桂渴烦大汗倾，液亡肌腠涸阳明。
膏斤知六参三两，二草六粳米熟成。

【方源】 《伤寒论·辨太阳病脉证并治》："服桂枝汤，大汗出后，大烦渴不解，脉洪大者，白虎加人参汤主之。"

《伤寒论·辨太阳病脉证并治》："伤寒，若吐若下后，七八日不解，热结在里，表里俱热，时时恶风，大渴，舌上干燥而烦，欲饮水数升者，白虎加人参汤主之。"

《伤寒论·辨太阳病脉证并治》："伤寒，无大热，口燥渴，心烦，背微恶寒者，白虎加人参汤主之。"

【组成】 知母 18 克，石膏（碎，绵裹）30 ～ 45 克，粳米 12 克，炙甘草 6 克，人参各 9 克。

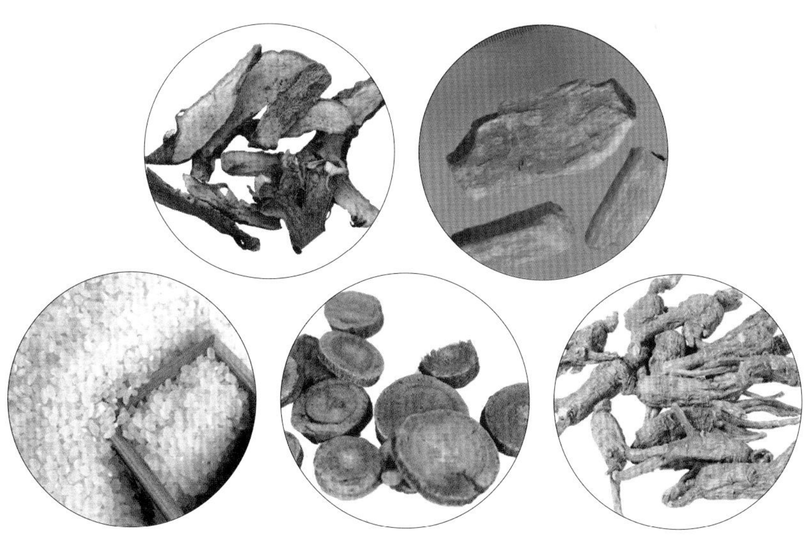

【用法】 上五味，以水 1 升，煮米熟汤成，去滓。温服 200 毫升，一日 3 次分服。

【功用】 清热、益气、生津。

【主治】 阳明经证气津两伤，大热、大汗、烦渴、脉大无力，以及暑病发热，津气两伤，汗出，口渴等症。

【方义方解】 方中石膏辛寒质重，善清透气热；知母苦寒滑润，善泻火滋阴。二药合用，既清且透，滋液润燥，为治阳明无形热邪之要药。甘草、粳米益气和中，使泻火而不伤脾胃。加人参益气生津。

【运用】

1. **辨证要点** 用于治疗阳明经证气津两伤之症。临床应用以发热、烦渴、脉大而无力为其辨证要点。

2. **现代运用** 常用于治疗流行性出血热，糖尿病，高热，也可用于治疗尿崩症等病症。

3. **使用注意** 《伤寒论》：此方立夏后立秋前乃可服。立秋后不可服；正月、二月、三月凛冷，亦不可与服之，与之则呕痢而腹痛；诸亡血虚家，亦不可与，得之腹痛而利。

【方论精粹】

1. 尤怡《金匮要略心典》："中热亦即是暑，暍即暑之气也。恶寒者，热气入则皮肤缓，腠理开，开则洒然寒，与伤寒恶寒者不同。发热汗出而渴，表里热炽，胃阴待涸，求救于水，帮与白虎加人参以清热生阴，为中暑而无湿者之法也。"

2. 吴谦等《医宗金鉴》："汗出恶寒，身热而渴，颇似太阳温热之，病但温热无恶寒，以热从里生，故虽汗出而不恶寒也。中暍暑邪，由表而入，故汗出恶寒也，究之于脉，温热之浮，浮而实，中暍之浮，浮而虚，以暑热伤气也。究之于渴，温热之渴，初病不过饮，中暍之渴，初病即大渴引饮也。"

3. 黄元御《金匮悬解》："暑热而感风寒，其名曰暍。内热熏蒸，是以汗出。表邪束闭，是以恶寒。暑伤肺气，津液枯燥，是以身热而渴。白虎清金而补土，人参益气而生津也。"

黄芩汤

【方歌】

黄芩汤用芍甘并，二阳合痢枣加煮，
此方遂为治痢祖，后人加味或更名。

【方源】《伤寒论·辨太阳病脉证并治》：“太阳与少阳合病，自下利者，与黄芩汤；若呕者，黄芩加半夏生姜汤主之。”

【组成】黄芩 9 克，白芍、炙甘草各 6 克，大枣 12 枚。

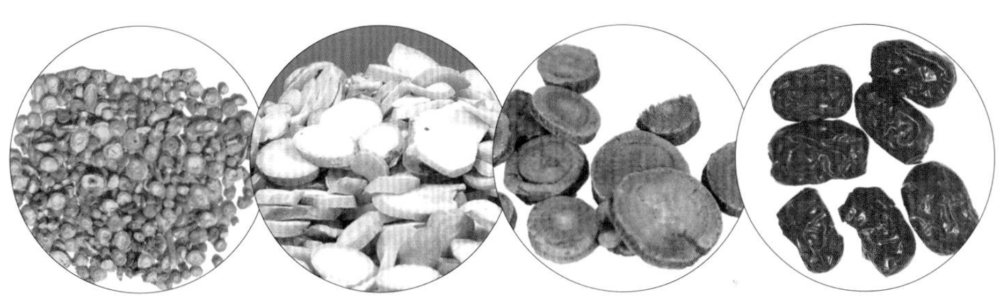

【用法】水煎服。每日 1 剂，日服 2 次。

【功用】清热止痢，和中止痛。

【主治】太阳、少阳二经合病下利。

【方义方解】太阳、少阳合病，虽无先后次第之分，然受邪有轻重、主次之别。本方之治，是以少阳受邪为主，少阳火郁较重而太阳表邪不著，少阳郁热内迫阳明，下趋大肠，传化失司，故自利腹痛或大便脓血、肛门灼热、里急后重。方中黄芩苦寒，清泄少阳、阳明之热；白芍酸寒，益阴和营，土中泻木；甘草、大枣益脾和中，顾护正气。综观全方，可使少阳邪热得清，枢机得利，里气因和则腹痛下利诸症可愈，太阳表邪自然解除。后世治痢之方，多是从本方化裁而成。

【运用】

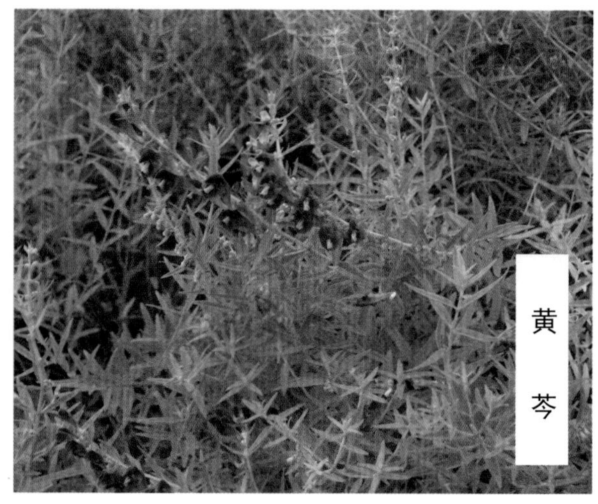

1. 辨证要点 临床应用以身热口苦、腹痛下利或热痢后重、大便脓血、肛门灼热、舌红苔黄、脉弦数为辨证要点。

2. 加减变化 若兼呕吐，加半夏、生姜（即黄芩加生姜半夏汤）；若腹痛者，去大枣，加木香、槟榔；大便脓血者，加山楂、炒地榆；湿食交阻而小便短少者，去大枣合四苓散，再加陈皮、厚朴、木香。

3. 现代运用 用于急性肠炎、结肠炎、菌痢、阿米巴痢疾、子宫附件炎、吐血、衄血等具本方证者。

4. 使用注意 寒湿痢疾、舌苔白滑、脉迟而缓、口不渴者，不宜使用本方。

【方论精粹】

1. 王旭高《王旭高医书六种》："太、少合病，何以不用太、少两经之药？盖合病而兼下利，是热邪已入少阳之里，胆热移脾，故自下利，则所重者在里矣。故用黄芩酸苦，泄少阳之热；甘、芍、大枣酸甘，和太阴之气，使半里清而半表自解，和解之法，非一端也。"

2. 张璐《张氏医通》："黄芩汤，本治春夏温热，热自内发，故于桂枝汤中，除去桂枝、生姜之辛温，易以黄芩之苦燥，转温散为凉解。大匠运心妙用，不可思议。后世借以治下利身热，亦不出此。其黄芩加半夏汤，治自利而呕，与夏秋下利白沫，若合符节，异病同治，总不出南阳之绳墨也。"

3. 叶天士《温热经纬》："春温一证，由冬令收藏未固。昔人以冬寒内伏，藏于少阴，入春发于少阳，以春木内应肝胆也。寒邪深伏，已经化热，昔贤以黄芩汤为主方，苦寒直清里热，热伏于阴，苦味坚阴，乃正治也。"

黄连汤

【方歌】

黄连汤内用干姜，半夏人参甘草藏，
更用桂枝兼大枣，寒热平调呕痛忘。

【方源】《伤寒论·辨太阳病脉证并治》："伤寒，胸中有热，胃中有邪气，腹中痛，欲呕吐者，黄连汤主之。"

【组成】黄连、炙甘草、干姜、桂枝（去皮）各9克，人参、半夏（洗）各6克，大枣（擘）12枚。

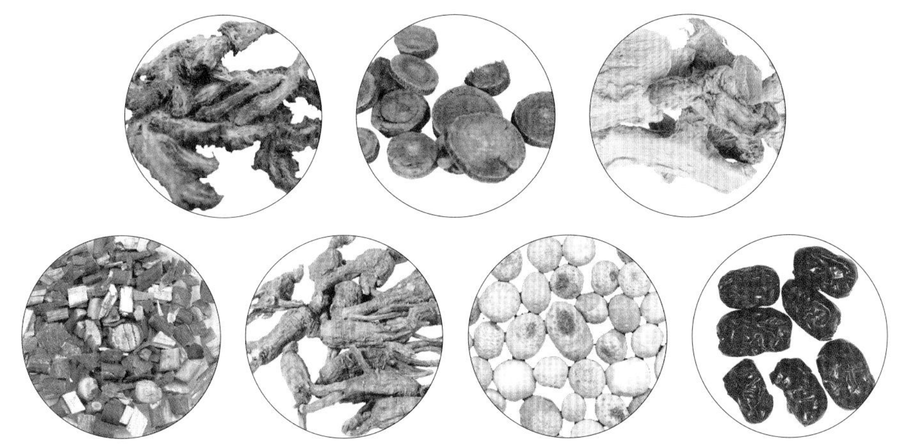

【用法】上七味，以水1升，煮取600毫升。去滓温服，昼3次，夜2次。

【功用】寒热并调，和胃降逆。

【主治】上热下寒证。胸中有热，胃中有邪气，腹中痛，欲呕吐者。

【方义方解】胸中烦热，欲呕吐，舌苔黄，乃胸中有热之见证；腹中痛，肠鸣泄泻，脉弦紧系胃中有寒之见证。此证因胸热胃寒而致升降失司，方中黄连苦寒以清胸中之热，干姜辛温以去胃中之寒，二药合奏清上温下、平调寒热之功而为君。半夏和胃降逆，桂枝温阳升清，二药与共，使升降复司，胃肠安和而为臣。人参、大枣补中益气，共奏扶正以驱邪之功可为佐，甘草调和诸药而为使。方中黄连苦寒，上清胸中之热，干姜、桂枝辛温，下散胃中之寒，二者合用，辛开苦降，寒热并投，上下并治，以复中焦升降之职；更以半夏和胃降逆，人参、甘草、大枣益胃和中。合而用之，能使寒散热消，中焦得和，阴阳升降复常，痛呕自愈。

【运用】

1. 辨证要点 临床使用以腹痛、呕吐、得冷益甚、胸中烦热、口苦、苔黄为辨证要点。

2. 加减变化 腹痛甚者，加白芍；呕吐甚者，加生姜、吴茱萸；下利者，加茯苓、苍术。

3. 现代运用 胃肠型流感、消化不良性胃炎、急性胃肠炎、胃酸过多症。

4. 使用注意 腹痛呕吐、无口苦等上热证者，忌之；喜冷思饮，脉滑数者，忌之；腹部拒压者，忌之。

【方论精粹】

1. 许宏《金镜内台方议》："湿家下后，舌上加胎者，以丹田有热，胸中有寒，是邪气入里，而为上热下寒也。此伤寒邪气传里，而为下寒上热也。胃中有邪气，使阴阳不交，阴不得升为下寒，故腹中痛；阳不得降为上热，故欲呕吐也。故与半夏泻心汤中加桂枝升降阴阳之气也。为下痛，故去黄连。经曰：'上热者泄之以苦，下寒者散之以辛。'故用黄芩为君，以治上热；干姜、桂枝、半夏以散下寒为臣；人参、大枣、甘草之甘，以益胃而缓其中也。"

2. 吕震名《伤寒寻源》："按胸中有热，则阳邪格于上，故欲呕吐，胃中有邪气，则阴邪格于下，故腹中痛，欲下而不得下也，欲呕吐，欲吐而不得吐也。上热下寒，法当和解。方用黄连泻胸热，干姜散胃寒，复以半夏宽中而开结，佐以桂枝通阳而化阴。然上征下夺，宜从中治，故用人参、甘草、大枣，建立中气，而上下之邪，各随所主之药而分解，此泻心之变方，而又与泻心之取义不同。"

桂枝附子汤

【方歌】

> 桂枝附子是经方，生姜大枣甘草相，
> 桂枝汤中附易药，温经散寒此方宗。

【方源】《伤寒论·辨太阳病脉证并治》："伤寒八九日，风湿相搏，身体疼烦，不能自转侧，不呕不渴，脉浮虚而涩者，桂枝附子汤主之。"

【组成】桂枝 12 克，附子 6 ～ 9 克，炙甘草 6 克，生姜 9 克，大枣 3 枚。

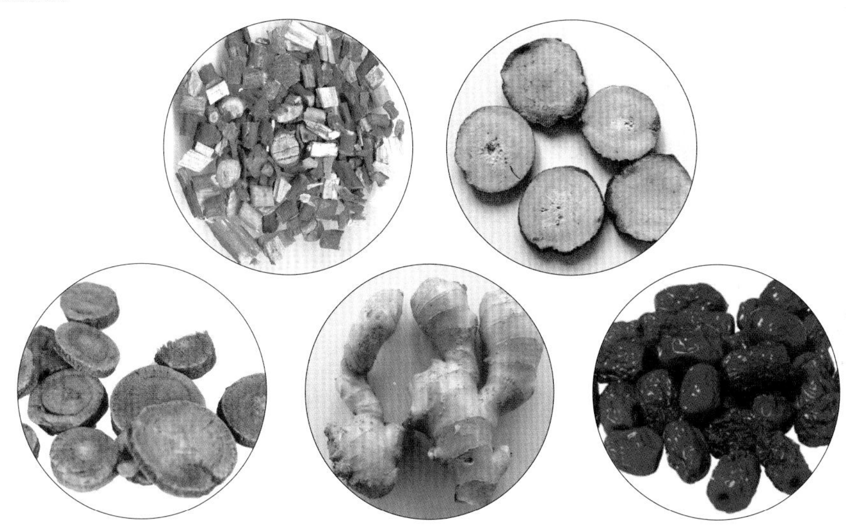

【用法】水煎服。每日 1 剂，日服 2 次。

【功用】祛风除湿，温经散寒。

【主治】风寒湿外袭肌表、身体烦疼、不得转侧或自汗出以及虚寒性胸腹痛、喘咳、泄泻、苔薄白、脉虚浮而数。

【方义方解】方中附子温壮阳气，驱逐寒湿，与桂枝相用，共同达到振奋阳气，驱散风寒湿邪的目的。并用两药又加生姜、大枣、甘草；其中生姜与桂枝相用，调和营卫，倍增振奋阳气，驱散寒湿；与附子相和，助阳而散寒；

大枣补中益气，与桂姜合用，温阳以补阳。甘草益气补中，与大枣相用，益气助阳；与桂、附、姜相伍，温阳益气补阳，调和诸药。诸药相伍，温阳、助阳、补阳，共奏祛风除湿、温经散寒之功。

【运用】

1. **辨证要点** 本方主要用于治疗风湿相搏或正虚内寒所致的病症。临床应用以表阳已虚，风湿内盛，或阳虚内寒所致身体疼烦、不得转侧，或自汗出，以及虚寒性胸腹痛、喘咳、泄泻等，苔薄白，脉虚浮而涩为其辨证要点。

2. **加减变化** 疼痛甚者，加乳香、没药、元胡；腰以上痛者，加羌活、川芎；腰以下痛者，加独活、怀牛膝。

3. **现代运用** 可用于风湿性关节炎、感冒、自汗、哮喘、肠炎、鼻衄、胸痹、心源性水肿、尿路结石、荨麻疹以及虚寒性疾病等病症。

4. **使用注意** 阴虚火旺证，慎用本方。

【方论精粹】

1. 徐大椿《医略六书》："此即桂枝去芍药加附子汤，但彼桂枝用三两，附子用一枚，以治下后脉促胸满之证，此桂枝加一两，附子加二枚，以治风湿相搏，身疼脉浮涩之证。一方而治病迥异，方名各异，分两之不可忽如此。义亦精矣，后人何得以古方轻于加减也。"

2. 吕震名《伤寒寻源》："伤寒八九日，风湿相搏，身体烦疼，不能自转侧，不呕不渴，脉浮虚而涩者，桂枝附子汤主之。按身体烦疼，不能自转侧，固属风湿相搏之候。然风湿相搏，有属湿温，有属寒湿，于何辩之。盖以证言，则呕而渴者属温，不呕不渴者属寒；以脉言，则实而数者属温，浮虚而涩者属寒。谛实此证此脉，便可主以桂枝附子汤无疑也。"

3. 尤怡《伤寒贯珠集》："伤寒至八九日之久，而身痛不除，至不能转侧，知不独寒湿为患，乃风与湿相合而成疾也。不呕不渴，里无热也，脉浮虚而涩，风湿外持而卫阳不振也。故于桂枝汤去芍药之酸寒，加附子之辛温，以振阳气而敌阴邪。"

芍药甘草附子汤

【方歌】

芍药甘草附子汤，汗后阴阳两俱伤，
恶寒不热应温补，芍甘和阴附助阳。

【方源】《伤寒论·辨太阳病脉证并治》："发汗，病不解，反恶寒者，虚故也，白芍甘草附子汤主之。"

【组成】白芍、炙甘草、制附子各 9 克。

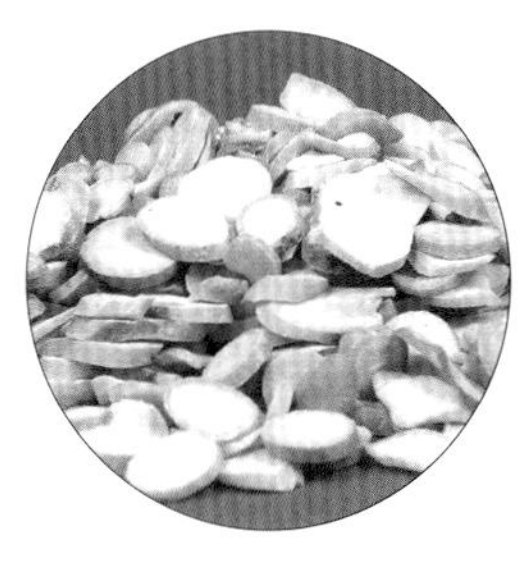
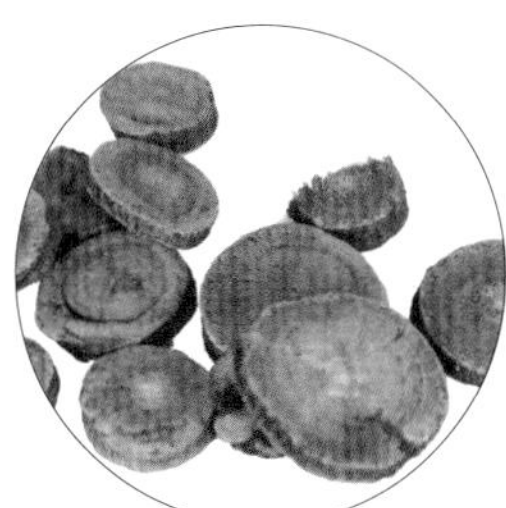
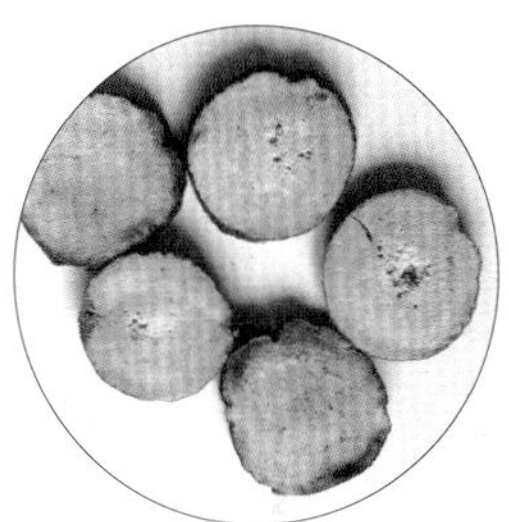

【用法】上三味，用水 1 升，煮取 300 毫升，去滓，分 3 温服。

【功用】复阳益阴。

【主治】体虚外感，发汗后病不解，反增恶寒者。

【方义方解】本方由白芍、炙甘草、炮附子三味组成，亦可视白芍甘草汤加附子。炮附子温经扶阳；白芍补血敛阴；炙甘草补中益气，调和脾胃。再从配伍来看，白芍配炙甘草，有酸甘化阴之妙，在白芍甘草汤中，其剂量为各四两，乃针对阴伤脚挛急而设。在本方则为各三两，仍取酸甘化阴之用，其量略小者，以证兼阳虚故也。附子配甘草为辛甘化阳而设，且甘能守中，使辛甘温之性，守而不走，正合扶阳于内之意。白芍酸苦微寒，得附子之助，则益阴养血而不凝滞。故药虽三味，而为扶阳益阴之佳方。

【运用】

1. **辨证要点** 本方以两胫拘急、手足麻木或疼痛、指甲不荣、舌质红、苔薄、脉细为辨证要点。

2. **加减变化** 脘腹疼痛者，加川楝子、延胡索、桂枝以温阳行气活血；大便干者，加玄参、生地黄以滋阴通便等；阴血虚者，加石斛、麦冬、当归以滋补阴津。

3. **现代运用** 本方可用于治疗西医临床中的胃及十二指肠溃疡、萎缩性胃炎、胃扭转、胃痉挛、慢性肝炎、过敏性肠炎、肠粘连、急性水肿性胰腺炎、胆石症等。只要符合其主治病变证机，也可加减运用，辅助治疗如不宁腿综合征、颜面抽搐痉挛、腓肠肌痉挛、脑卒中后肢体痉挛、血小板减少性或过敏性紫癜关节损伤、骨质增生、急性乳腺炎、慢性盆腔炎、急性附件炎、荨麻疹、类风湿关节炎等。

4. **使用注意** 瘀血证慎用本方。

【方论精粹】

1. 成无己《注解伤寒论·辨太阳病脉证并治中》："芍药之酸，收敛津液而益营，附子之辛热，固阳气而补胃，甘草之甘，调和辛酸而安正气。"

2. 钱天来《伤寒溯源集》："芍药酸收，敛汗液而固营阴，附子辛热，补真阳而强卫气，甘草扶植中州，调和营卫，所谓温经复阳之治也。"

3. 吕搽村《珍本医书集成》："此桂枝汤去桂、姜、枣，加附子，亦桂枝汤之变方也。经云：'发汗病不解，反恶寒者，虚故也'，此汤主之。发汗后之恶寒，其非表邪可知。若因其恶寒而投以桂枝，误也，故以附子合芍药甘草，从阴分戢其阳，阳回而虚自止矣。"

4. 王子接《绛雪园古方选注》："芍药甘草附子汤。太阳少阴方也。太阳致亡阳，本由少阴不内守；少阴表恶寒，实由太阳不外卫，故取芍药安内，熟附攘外，尤必藉甘草调和。缓芍附从中敛戢真阳，则附子可招散失之阳，芍药可收浮越之阴。"

白虎汤

【方歌】

白虎膏知甘草粳，气分大热此方清，
热渴汗出脉洪大，加入人参气津生。

【方源】 《伤寒论·辨太阳病脉证并治》："三阳合病，腹满身重，难以转侧，口不仁，面垢，谵语遗尿。发汗则谵语；下之则额上生汗，手足逆冷。若自汗出者，白虎汤主之。"

"伤寒，脉滑而厥者，里有热，白虎汤主之。"

【释名】 白虎者西方之金神，司秋之主，虎啸谷中冷，金风酷暑消，神于解热，莫如白虎。

【组成】 石膏（碎）50 克，知母 18 克，炙甘草 6 克，粳米 9 克。

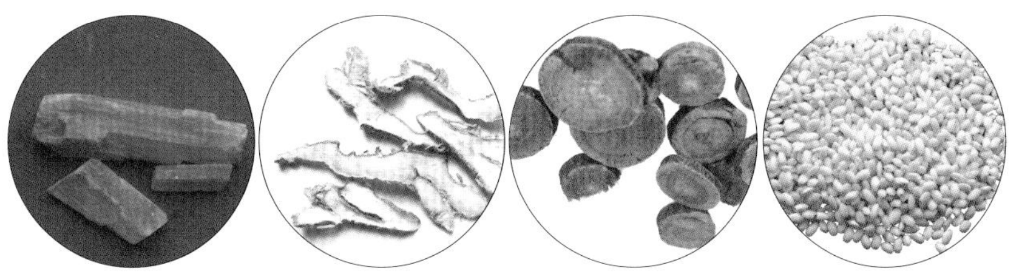

【用法】 水煎至米熟汤成，去滓温服。

【功用】 清热生津。

【主治】 阳明气分热盛证。壮热面赤，烦渴引饮，汗出恶热，脉洪大有力。

【方义方解】 本方原为阳明经证的主方，后为治疗气分热盛的代表方。本证是由伤寒化热内传阳明经所致。里热炽盛，故壮热不恶寒；胃热津伤，故烦渴引饮；里热蒸腾，逼津外泄，则汗出；脉洪大有力为热盛于经所致。气分热盛，但未致阳明腑实，故不宜攻下；热盛津伤，又不能苦寒直折。唯以清热生津法最宜。

方中君药生石膏，辛甘大寒，入肺胃二经，功善清解，透热出表，以除阳明气分之热。臣药知母，苦寒质润，一以助石膏清肺胃之热，一以滋阴润燥救已伤之阴津。石膏与知母相须为用，可增强清热生津之功。佐以粳米、炙甘草益胃生津，亦可防止大寒伤中之弊。炙甘草兼以调和诸药为使。

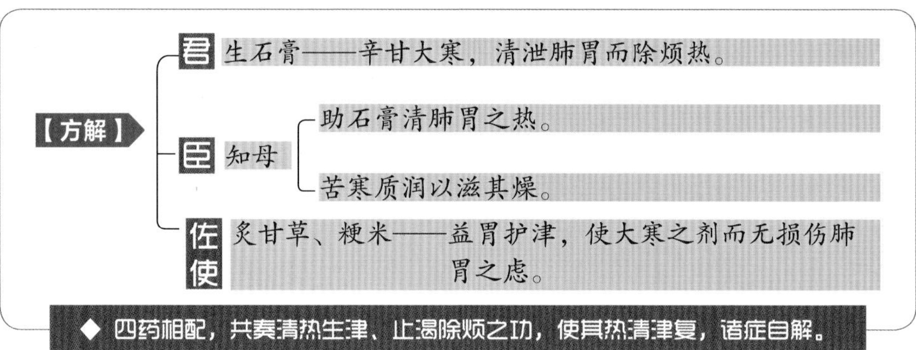

【运用】

1. **辨证要点** 本方为治阳明气分热盛证的基础方。临床应用以身大热、汗大出、口大渴、脉洪大为辨证要点。

2. **加减变化** 兼阳明腑实，见大便秘结、神昏谵语、小便赤涩者，加芒硝、大黄以泻热攻积；气血两燔，引动肝风，见神昏谵语、抽搐者，加水牛角、羚羊角以凉肝熄风；消渴病而见烦渴引饮，属胃热者，可加天花粉、芦根、麦冬等以增强清热生津的功效。

3. **现代运用** 本方常用于感染性疾病，如大叶性肺炎、流行性乙型脑炎，流行性出血热、牙龈炎以及小儿夏季热、糖尿病、风湿性关节炎等属气分热盛者。

4. **使用注意** 表证未解的无汗发热，口不渴者；脉见浮细或沉者；血虚发热，脉洪不胜重按者；真寒假热的阴盛格阳证等；均不可误用。

【方论精粹】

1. 吴昆《医方考》："若血虚身热，证象白虎，误服白虎者，死不救，又东垣之所以重戒矣。"

2. 吴鞠通《温病条辨》："若其人脉浮弦而细者，不可与也；脉沉者，不可与也；不烦渴者，不可与也；不汗出者，不可与也。"

炙甘草汤

【方歌】

炙甘草汤参姜桂，麦冬生地大麻仁，
大枣阿胶加酒服，虚劳肺痿效如神。

【方源】《伤寒论·辨太阳病脉证并治》："伤寒，脉结代，心动悸，炙甘草汤主之。"

【组成】炙甘草 12 克，人参、阿胶各 6 克，生地黄 30 克，生姜（切）、桂枝（去皮）各 9 克，麦冬（去心）、麻仁各 10 克，大枣（擘）30 枚。

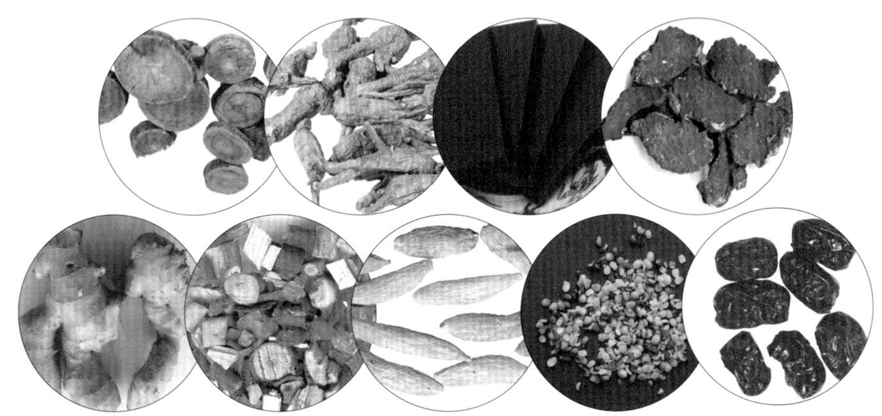

【用法】原方九味，以清酒 7 升，水 8 升，先煮八味，取 3 升，去滓，纳胶烊消尽，温服 1 升，日 3 服。现代用法：水中加白酒 60 克煎药取汁，再入阿胶烊消后服用。

【功用】益气滋阴，通阳复脉。

【主治】1. 阴血阳气虚弱，心脉失养证。脉结代，心动悸，虚羸少气，舌光少苔，或质干而瘦小者。

2. 虚劳肺痿。干咳无痰，或咳吐涎沫，量少，形瘦短气，虚烦不眠，自汗盗汗，咽干舌燥，大便干结，脉虚数。

【方义方解】 本方是《伤寒论》治疗心动悸、脉结代的名方。其证是由伤寒汗、吐、下或失血后，或杂病阴血不足，阳气不振所致。阴血不足，血脉无以充盈，加之阳气不振，无力鼓动血脉，脉气不相接续，故脉结代；阴血不足，心体失养，或心阳虚弱，不能温养心脉，故心动悸。治宜滋心阴，养心血，益心气，温心阳，以复脉定悸。

方中重用炙甘草甘温益气，通经脉，利血气，缓急养心为君；人参、大枣益气补脾养心，生地黄、麦冬、麻仁、阿胶，滋阴养血为臣；桂枝、生姜温阳通脉为佐；用法中加清酒煎服，以清酒辛热，可温通血脉，以行药力，是为使药。诸药合用，温而不燥，滋而不腻，共奏益气养血、滋阴复脉之功。

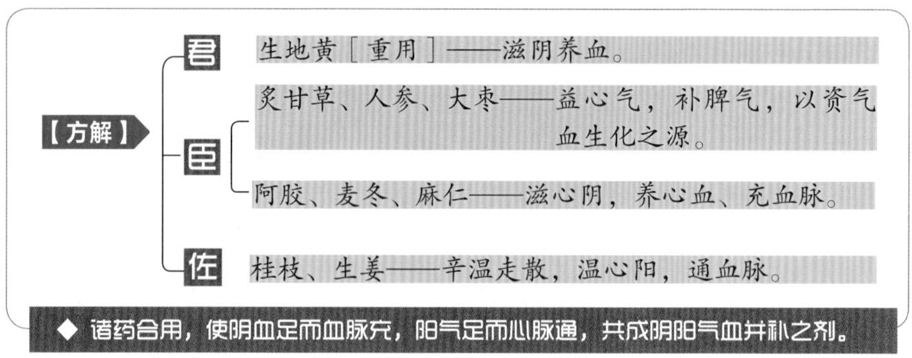

【运用】

1. **辨证要点** 本方为阴阳气血并补的方剂。临床应用以脉结代、心动悸、虚羸少气、舌光色淡少苔为辨证要点。

2. **加减变化** 柯韵伯说："此证当用酸枣仁，肺痿用麻子仁可也。"据编者临证体会，若患者大便不干而心悸失眠，确实可用酸枣仁代麻仁。但在一般情况下，还是以用麻仁疗效为好，对大便干结者尤为适宜。

3. **现代运用** 本方对于冠心病、病毒性心肌炎、风湿性心脏病等，证见心动悸、脉结代或虚数或迟，辨证属阴阳气血俱虚者，均可治之。

4. **使用注意** 本方药性偏于温燥，阴虚火旺者慎用。

【方论精粹】

1. 罗美《古今名医方论》："仲景于脉弱者，用芍药以滋阴，桂枝以通血，甚则加人参以生脉；未有地黄、麦冬者，岂以伤寒之法，义重护阳乎？抑阴无骤补之法与？此以心虚脉代结，用生地为君，麦冬为臣，峻补真阴，开后学滋阴之路。地黄、麦冬味虽甘而气大寒，非发陈蕃莠之品，必得人参、桂枝以通脉，生姜、大枣以和营，阿胶补血，酸枣安神，甘草之缓不使速下，清酒之猛捷于上行，内外调和，悸可宁而脉可复矣。酒 7 升，水 8 升，只取 3 升者，久煎之则气不峻，此虚家用酒之法，且知地黄、麦冬得酒良。"

2.《医寄伏阴论》："本方亦名复脉汤，为滋阴之祖方也。其功固在地黄、麦冬、人参、甘草等一派甘寒纯净之品，而其妙全在姜、桂、白酒耳。盖天地之机，动则始化，静则始成。使诸药不得姜、桂、白酒动荡其间，不能通行内外，补营阴而益卫阳，则津液无以复生，枯槁无以复润，所谓阳以相阴，阴以含阳，阳生于阴，柔生于刚，刚柔相济，则营卫和谐。营卫和则气血化，气血化则津液生，津液生则百虚理，脉之危绝安有不复者乎？"

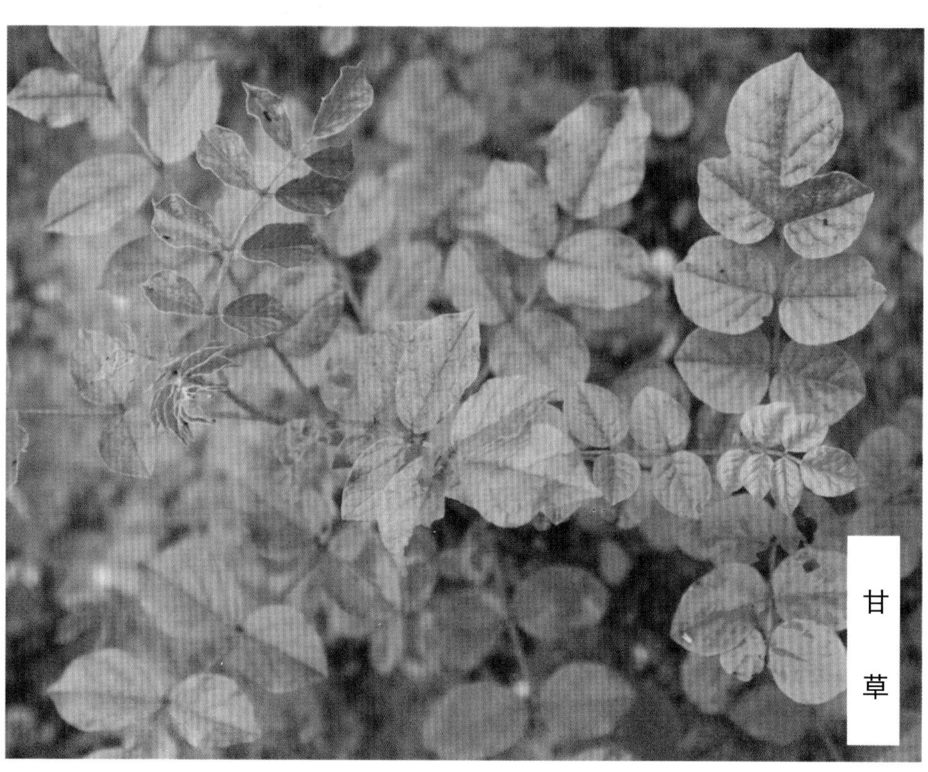
甘草

大承气汤

【方歌】

大承气汤用硝黄，配伍枳朴泻力强，
痞满燥实四症见，峻下热结宜此方；
去硝名曰小承气，便硬痞满泻热良，
调胃承气硝黄草，便秘口渴急煎尝。

【方源】《伤寒论·辨阳明病脉证并治》："阳明病，脉迟，虽汗出不恶寒者，其身必重，短气，腹满而喘，有潮热者，此外欲解，可攻里也。手足濈然汗出者，此大便已硬也，大承气汤主之。"

"阳明病，谵语，有潮热，反不能食者，胃中必有燥屎五六枚也;若能食者，但硬耳，宜大承气汤下之。"

【释名】本方峻下热结，承顺胃气之下行，故名"大承气"。吴瑭《温病条辨》说："承气者，承胃气也……曰大承气者，合四药而观之，可谓无坚不破，无微不入，故曰大也。"

【组成】大黄（酒洗）、枳实（炙）各 12 克，厚朴（去皮，炙）24 克，芒硝 9 克。

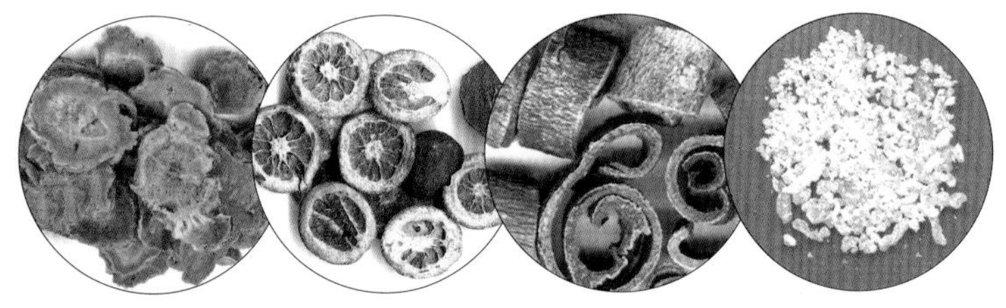

【用法】上四味，以水一斗，先煮二物，取五升，去滓，内大黄，更煮取 2 升，去滓，纳芒硝，更上微火一二沸，分温再服。得下，余勿服（现代用法：水煎，先煎厚朴、枳实，后下大黄，芒硝溶服，是因硝、黄煎煮过久，会减缓泻下作用）。

【功用】峻下热结。

【主治】1. 阳明腑实证。大便不通，频转矢气，脘腹痞满，腹痛拒按，按之则硬，甚或潮热谵语，手足濈然汗出，舌苔黄燥起刺，或焦黑燥裂，脉沉实。

2．热结旁流证。下利清水，色纯青，其气臭秽，脐腹疼痛，按之坚硬有块，口舌干燥，脉滑实。

3．里热实证之热厥、痉病或发狂等。

【方义方解】 本证是由伤寒之邪内传阳明之腑，入里化热，或温病邪入胃肠，热盛灼津所致。治疗方法以峻下热结为主。实热内结，胃肠气滞，腑气不通，故大便不通，频转矢气，脘腹痞满，腹痛拒按；里热炽盛，上扰神明，故谵语；舌苔黄燥起刺，或焦黑燥裂，脉沉实是热盛伤津之征。"热结旁流"证，乃燥屎坚结于里，胃肠欲排除则不能，逼迫津液从燥屎之旁流下所致。热厥、痉病、发狂等，皆因实热内结，或气机阻滞，阳气被遏，不能外达于四肢；热盛伤筋、筋脉失养而挛急；或胃肠燥热上扰心神所致。方中大黄泻热通便，荡涤肠胃，为君药。芒硝助大黄泻热通便，并能软坚润燥，为臣药，二药相须为用，峻下热结之力甚强；积滞内阻，则腑气不通，故以厚朴、枳实行气散结，消痞除满，并助硝、黄推荡积滞以加速热结之排泄，共为佐使。

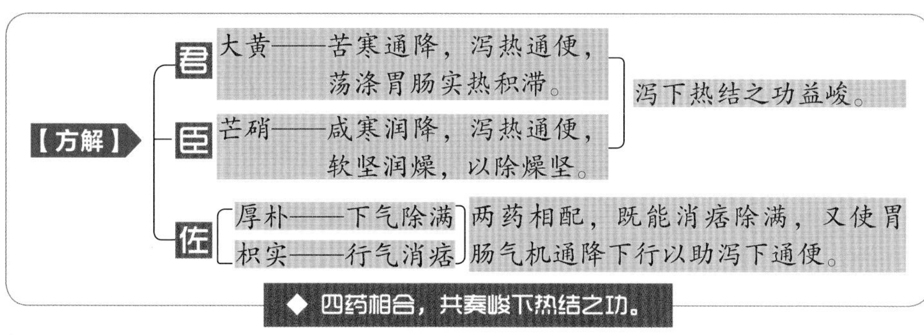

【运用】

1. **辨证要点** 本方为治疗阳明腑实证的基础方，又是寒下法的代表方。临床应用以痞、满、燥、实四症，及舌红苔黄、脉沉实为辨证要点。

2. **加减变化** 兼阴津不足者，宜加生地黄、玄参等以滋阴润燥；兼气虚者，宜加人参以补气，以防泻下气脱。

3. **现代运用** 本方常用于急性单纯性肠梗阻、蛔虫性肠梗阻、粘连性肠梗阻、急性胰腺炎、急性胆囊炎、幽门梗阻，以及某些热性病过程中出现高热、惊厥、神昏谵语、发狂而见大便不通、苔黄脉实者。

4. **使用注意** 本方为泻下峻剂，凡气虚阴亏、燥结不甚者，以及年老、体弱等均应慎用；孕妇禁用；注意中病即止，以免耗损正气。

【方论精粹】

1. 吴昆《医方考》："伤寒阳邪入里，痞、满、燥、实、坚全俱者，急以此方主之。调味承气汤不用枳、朴者，以其不作痞满，用之恐伤上焦虚无氤氲之元气也；小承气汤不用芒硝者，以其实而未坚，用之恐伤下焦血分之真阴，谓不伐其根也。此则上中下三焦皆病，痞、满、燥、实、坚皆全，故主此方以治之。厚朴苦温以去痞，枳实苦寒以泄满，芒硝咸寒以润燥软坚，大黄苦寒以泄实去热。"

2. 许宏《金镜内台方议》："中满者，泄之于内，此方乃通泄之剂也。伤寒之邪，自表传里，若至阳明，则为内实之盛也。如谵语有燥屎，大热便闭，腹满不得通，烦热，脉实沉；阳明汗多；少阴口糜；厥阴囊缩。非此大下泄之剂，不能已也。轻者小承气汤，重者用大承气汤。小承气汤少厚朴而无芒硝，以芒硝性寒而能润坚，厚朴能破大实，病未至盛，以此减之；大承气汤多厚朴而加芒硝，以其病之盛，而大满大实，非此不能除也。经曰'热淫所胜，治以咸寒'芒硝是也；'燥淫所胜，以苦下之'，大黄、枳实是也；'燥淫于内，治以苦温'，厚朴是也。"

3. 吕震名《伤寒寻源》："大承气汤治阳明胃实之主药。必审明表证尽罢，不恶寒，但恶热，或潮热汗出谵语，腹满痛或喘冒不能卧，口干燥，脉滑而实或涩者，方可用之。下之不宜早，早则阳陷；并不宜迟，迟则阴亡。恰好在阳明胃实之界，一下夺而诸病尽解，临证时不可错过。阳明居中土，万物所归，无所复传，大热入胃，唯有下夺一法。盖阳明胃实之证，有从太阳传入者，有从少阴转属者，并有从三阴转属者；三阴经中，少阴更有急下之证，此乃伤寒一大归宿，若应下失下，变证蜂起，津液之亡，可立而待。孟浪不可，因循亦不可。大承气开阳明之结，直达下焦，其力猛而效速，故曰大。盖胃大实，故重任厚朴以破结，而数独倍于大黄；矢已硬，故虽有枳实以导下，而功必资于芒硝。至其煎法，尤有深意。厚朴、枳实之汁，以浓而力锐；大黄、芒硝之性，以生而力锐。故分作3次煎，此斩关夺门之将。用此以急下存阴也。"

小承气汤

【方歌】

> 小承气汤朴枳黄，便硬谵语腹胀详，
> 识得燥结分轻重，脉滑不紧用此方。

【方源】《伤寒论·辨阳明病脉证并治》："阳明病，脉迟，虽汗出不恶寒者，其身必重，短气，腹满而喘，有潮热者，此外欲解，可攻里也。手足濈然汗出者，此大便已硬也，大承气汤主之。若汗多，微发热恶寒者，外未解也，（一法与桂枝汤）其热不潮，未可与承气汤；若腹大满不通者，可与小承气汤微和胃气，勿令至大泄下。"

【组成】大黄（酒洗）12 克，厚朴（炙，去皮）6 克，枳实（大者，炙）9 克。

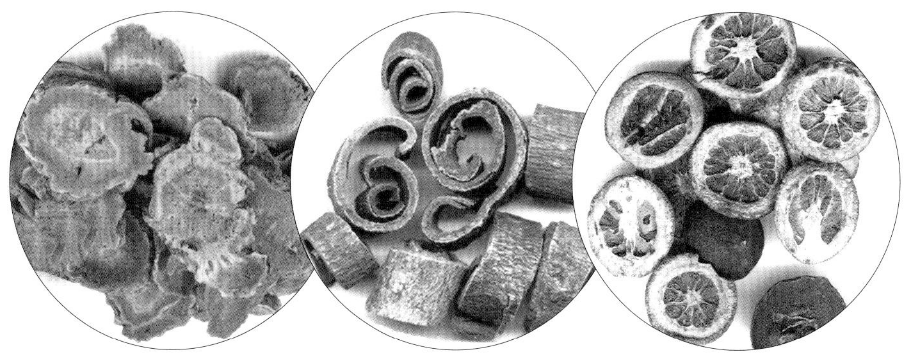

【用法】上药三味，以水 800 毫升，煮取 400 毫升，去滓，分 2 次温服。

【功用】轻下热结，除满消痞。

【主治】治伤寒阳明腑实证。谵语潮热，大便秘结，胸腹痞满，舌苔黄，脉滑数，痢疾初起，腹中疞痛，或脘腹胀满，里急后重者。

【方义方解】由于本方所主尚非大热结实于阳明肠胃之腑，不须用大承气汤急下存阴之法，故于大承气汤中去芒硝，又因热邪结滞尚不甚坚实，故减少厚朴、枳实的用量。以大黄为君而荡除邪热，以枳实为臣而消痞破结，以厚朴为佐使而调中气除胀满。一般说，邪在上焦则满闷；邪在中焦则痞胀；胃中邪实则潮热谵语。方中以厚朴、枳实去上焦、中焦满闷、痞胀，以大黄荡胃中之实热，诸药合用，可以轻下热结，除满消痞。因尚无大便燥硬坚实之症，故去芒硝，乃免伤下焦之意也。故杂病中见上、中二焦不通而满闷、痞胀或热喘者，均可用之。

【运用】

1. 辨证要点 临床应用以谵语，或潮热，汗出，不大便，或大便硬，舌质红，苔黄，脉沉为用方辨证要点。

2. 加减变化 若心烦者，加栀子、知母以清心除烦；若口渴者，加芦根、石膏以清热生津；若恶心者，加竹茹、陈皮以降泄浊逆等。

3. 现代运用 急性胃炎，慢性胃炎，急性阑尾炎，胃切除后排空延迟症，胆囊炎，慢性肝炎，肠梗阻轻证（参大承气汤条），手术后肠麻痹，细菌性痢疾，胃植物球，胃柿石等。

4. 使用注意 脾胃虚弱证、脾胃阴虚证慎用本方。

【方论精粹】

1. 许宏《金镜内台方议》："阳明者，三阳之盛也。太阳为阳之表，少阳为表里之中，阳明为阳之里。是以证属阳明者，皆为可下也。若大满大实者，属大承气汤，今此大热大便硬，未至于大实，只属小承气汤也。以大黄为君，而荡降邪热，以枳实为臣，而破坚实，以厚朴为佐使，而调中除结燥也。"

2. 吕震名《伤寒寻源》："小承气以大黄为君，微加枳、朴以开气结，不用芒硝迅走下焦。经所谓微和胃气，勿令大泄下也，故曰……大承气枳、朴重而益用芒硝以峻攻；小承气枳、朴轻而不用芒硝以亟下。故里证急者宜大承气汤，里证不甚急者宜小承气，是当细辨。"

猪苓汤

【方歌】

猪苓汤用猪茯苓，泽泻滑石阿胶并，
小便不利兼烦渴，利水养阴热亦平。

【方源】《伤寒论·辨阳明病脉证并治》："若脉浮，发热，渴欲饮水，小便不利者，猪苓汤主之。"

《伤寒论·辨少阴病脉证并治》："少阴病，下利六七日，咳而呕渴，心烦不得眠者，猪苓汤主之。"

【组成】猪苓（去皮）、茯苓、泽泻、阿胶、滑石（碎）各9克。

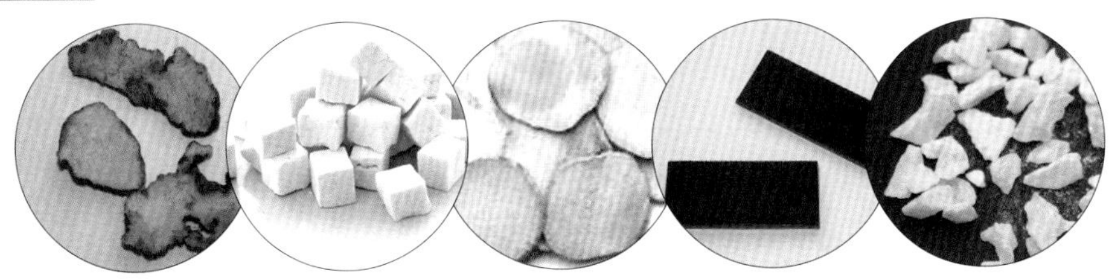

【用法】上五味，以水4升，先煮四味，取2升，去滓，纳阿胶烊消，温服7合，日3服。

【功用】利水清热养阴。

【主治】水热互结证。小便不利，下利，口渴欲饮，心烦不寐，咳嗽，呕恶，舌红、苔白或微黄，脉细数。

【方义方解】伤寒之邪传入于里，化而为热，与水相搏，遂成水热互结、热伤阴津之证。水热互结，气化不利，热灼阴津，津不上承，故小便不利、发热、口渴欲饮；阴虚生热，内扰心神，则心烦不寐；水气上逆于肺则为咳嗽，流于胃脘则为呕恶，注于大肠则为下利；舌红苔白或微黄、脉细数为里热阴虚之证。治宜利水清热养阴。

方中以猪苓为君，取其归肾、膀胱经，专以淡渗利水。臣以泽泻、茯苓之甘淡，益猪苓利水渗湿之力，且泽泻性寒兼可泄热，茯苓尚可健脾以助运湿。佐入滑石之甘寒，利水、清热两彰其功；阿胶滋阴润燥，既益已伤之阴，又防诸药渗利重伤阴血。

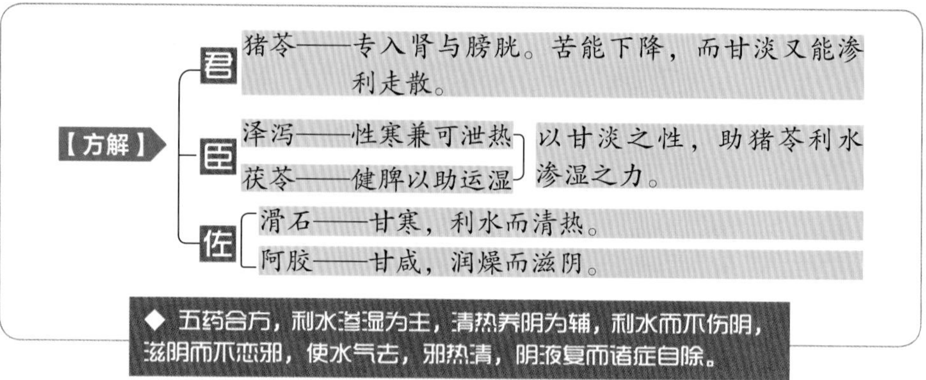

【运用】

1. **辨证要点** 本方以利水为主，兼以养阴清热，主治水热互结而兼阴虚之证。临床应用以小便不利、口渴、身热、舌红、脉细数为辨证要点。

2. **加减变化** 本方可用于热淋、血淋、尿血之属于水热互结而兼阴虚者。尿血、血淋，可加大蓟、小蓟、白茅根以凉血止血；热淋，可加车前子、栀子以清热利水通淋。

3. **现代运用** 本方适用于泌尿系感染、膀胱炎、肾炎、产后尿潴留等属水热互结兼阴虚者。

4. **使用注意** 因本方为渗利之剂，若内热盛，汗出多而渴者忌用。

【方论精粹】

周扬俊《伤寒论三注》：“热盛膀胱，非水能解，何者？水有止渴之功，而无祛热之力也。故用猪苓之淡渗，与泽泻之咸寒，与五苓不异，而此易术以胶者，彼属气，此属血也，易桂以滑石者，彼有表，而此为消热也。然则所蓄之水去，则热消矣，润液之味投，则渴除矣。”

茵陈蒿汤

【方歌】

> 茵陈蒿汤治阳黄，栀子大黄组成方，
> 栀子柏皮加甘草，茵陈四逆治阴黄。

【方源】 《伤寒论·辨阳明病脉证并治》："伤寒七八日，身黄如橘子色，小便不利，腹微满者，茵陈蒿汤主之。"

【组成】 茵陈 18 克，栀子 9 克，大黄 6 克。

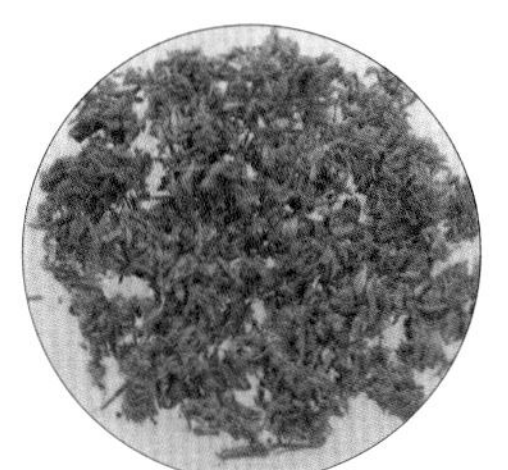
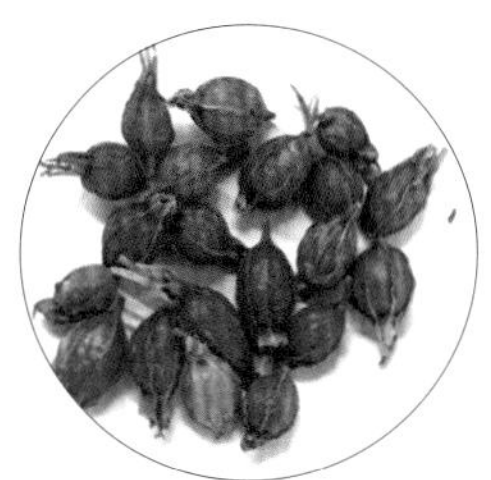
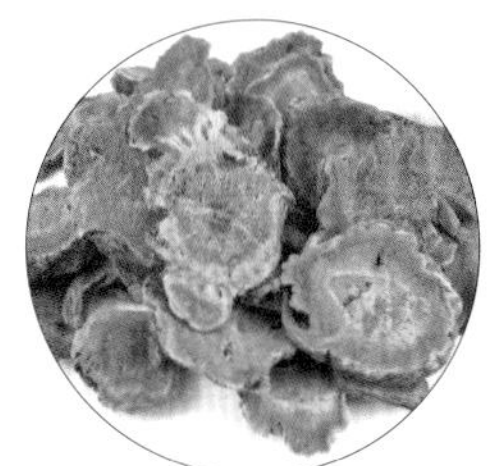

【用法】 上三味，以水 1.2 升，先煮茵陈减 600 毫升，纳二味，煮取 300 毫升，去滓，分 3 服。小便当利，尿如皂荚汁状，色正赤，一宿复减，黄从小便去。

【功用】 清热、利湿、退黄。

【主治】 湿热黄疸，一身面目俱黄，黄色鲜明，头汗出，小便短赤，腹微满，口渴，苔黄腻，脉沉数。

【方义方解】 本方为治疗湿热黄疸之常用方，《伤寒论》用其治疗瘀热发黄，《金匮要略》以其治疗谷疸。病因皆缘于邪热入里，与脾湿相合，湿热壅滞中焦所致。湿热壅结，气机受阻，故腹微满、恶心呕吐、大便不爽甚或秘结；无汗而热不得外越，小便不利则湿不得下泄，以致湿热熏蒸肝胆，胆汁外溢，浸渍肌肤，则一身面目俱黄、黄色鲜明；湿热内郁，津液不化，则口中渴。舌苔黄腻，脉沉数为湿热内蕴之证。治宜清热，利湿，退黄。

方中重用茵陈为君药，本品苦泄下降，善能清热利湿，为治黄疸要药。臣以栀子清热降火，通利三焦，助茵陈引湿热从小便而去。佐以大黄泻热逐瘀，通利大便，导瘀热从大便而下。

君	茵陈	清热利湿，利胆退黄，疏肝	三药相配，使湿热之邪从二便排泄，湿去热除，则发黄自退。
臣	栀子	清热泻火，利胆退黄	
佐	大黄	泄下热结，活血化瘀，清热解毒，利胆退黄	

【运用】

1. **辨证要点**　本方为治疗阳黄的常用方。临床以一身俱黄、色黄鲜明、小便不利、苔黄腻、脉滑数为辨证要点。

2. **加减变化**　胁痛、脘腹胀痛者，可加枳实、郁金以疏肝理气止痛；兼见寒热往来、头痛口苦者，可加黄芩、柴胡以和解退热；湿邪较重者，可加泽泻、茯苓以利水渗湿;恶心呕吐、食少纳呆者，可加神曲、竹茹等消食止呕;热邪较盛者，可加龙胆草、黄柏以清热祛湿。

3. **现代运用**　本方广泛用于治疗急性黄疸型肝炎、胆石症、胆囊炎、钩端螺旋体病，以及疟疾、伤寒、败血症等所引起的黄疸，属于湿热内蕴者。

【方论精粹】

1. 吴又可《瘟疫论》:“茵陈为治疸退黄之专药。今以病证较之，黄因小便不利，故用山栀除小肠屈曲之火，瘀热既除，小便自利，当以发黄为标，小便不利为本。及论小便不利，病原在膀胱，乃系胃家移热，又当以小便不利为标，胃实为本。是以大黄为专功，山栀次之，茵陈又次也。设去大黄二服山栀、茵陈，是忘本治标，鲜有效矣！或用茵陈五苓，不惟不退黄，小便间亦难利。”

2. 柯琴《伤寒来苏集》:“太阳阳明俱有发黄证，但头汗而身无汗，则热不外越；小便不利，则热不下泄，故瘀热在里而渴饮水浆。然黄有不同，在太阳之表，当汗而发之，故用麻黄连翘赤小豆汤，为凉散法。证在太阳阳明之间，当以寒胜之，用栀子柏皮汤，乃清火法。证在阳明之里，当泻之于内，故立本方，是逐秽法。茵陈……能除热邪留结，佐栀子以通水源，大黄以除胃热，令瘀热从小便而泄，腹满自减，肠胃无伤，仍合引而竭之之义，亦阳明利水之奇法也。”

吴茱萸汤

【方歌】

吴茱萸汤人参枣，重用生姜温胃好，
阳明寒呕少阴利，厥阴头痛皆能保。

【方源】《伤寒论·辨阳明病脉证并治》:“食谷欲呕，属阳明也，吴茱萸汤主之。”

《伤寒论·辨厥阴病脉证并治》:“干呕，吐涎沫，头痛者，吴茱萸汤主之。”

【组成】吴茱萸（洗）、人参各9克，生姜（切）18克，大枣（擘）4枚。

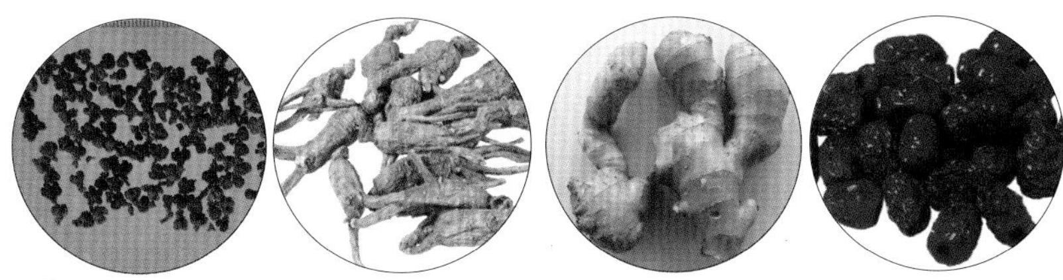

【用法】上四味，以水7升，煮取2升，去滓。温服7合，日3服（现代用法：水煎服）。

【功用】温中补虚，降逆止呕。

【主治】肝胃虚寒，浊阴上逆证。食后泛泛欲呕，或呕吐酸水，或干呕，或吐清涎冷沫，胸满脘痛，巅顶头痛，畏寒肢凉，甚则伴手足逆冷，大便泄泻，烦躁不宁，舌淡苔白滑，脉沉弦或迟。

【方义方解】本方证乃肝胃虚寒、浊阴上逆所致。肝胃虚寒，胃失和降，浊阴上逆，故食后泛泛欲吐，或呕吐酸水，或干呕，或吐清涎冷沫；厥阴之脉夹胃属肝，上行与督脉会于头顶部，胃中浊阴循肝经上扰于头，故巅顶头痛；浊阴阻滞，气机不利，故胸满脘痛；肝胃虚寒，阳虚失温，故畏寒肢冷；脾胃同居中焦，胃病及脾，脾不升清，则大便泄泻；舌淡苔白滑，脉沉弦而迟等均为虚寒之象。治宜温中补虚，降逆止呕。

方中吴茱萸味辛苦而性热，归肝、脾、胃、肾经，既能温胃暖肝以祛寒，又善和胃降逆以止呕，一药而两擅其功，是为君药。重用生姜温胃散寒，降逆止呕，用为臣药。吴茱萸与生姜相配，温降之力甚强。人参甘温，益气健脾，为佐药。大枣甘平，合人参以益脾气，合生姜以调脾胃，并能调和诸药，是佐使之药。

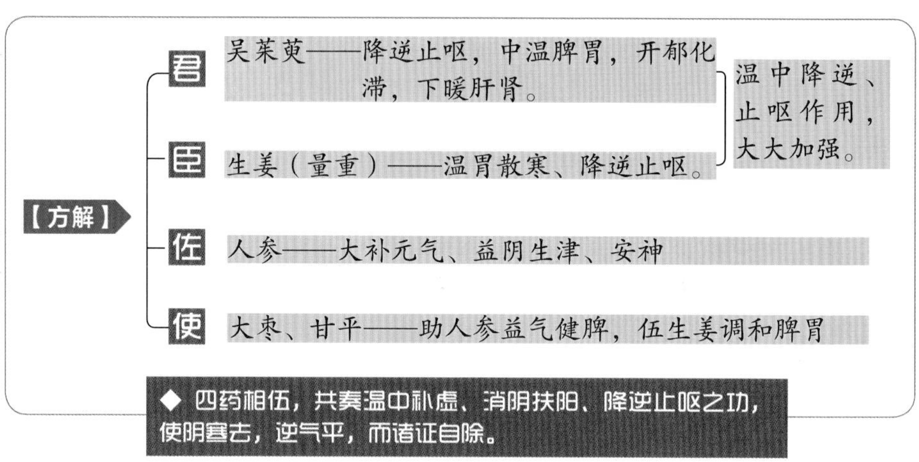

【运用】

1. **辨证要点** 本方专为中焦虚寒、浊阴上逆之证而设。临床以呕吐或干呕吐涎沫、口淡不渴、舌淡苔白滑、脉细迟或弦细为辨证要点。

2. **加减变化** 头痛甚者，加当归、川芎以养血止痛；呕吐甚者，加砂仁、半夏以增强降逆止呕的功效；吞酸频作，可加煅瓦楞、乌贼骨以制酸止痛；阴寒较甚，宜加附子、干姜以温中散寒。

3. **现代运用** 本方常用于妊娠呕吐、慢性胃炎、神经性头痛、耳源性眩晕等属中焦虚寒者。

4. **使用注意** 临床运用本方，凡呕逆严重者，当予冷服，以防格拒。

【方论精粹】

许宏《金镜内台方议》："干呕，吐涎沫，头痛，厥阴之寒气上攻也。吐利，手足逆冷者，寒气内甚也；烦躁欲死者，阳气内争也；食谷欲呕者，胃寒不受食也；以此三者之证，共用此方者，以吴茱萸能下三阴之逆气为君，生姜能散气为臣，人参、大枣之甘缓，能和调诸气者也，故用之为佐使，以安其中也。"

麻子仁丸

【方歌】

麻子仁丸治脾约，大黄枳朴杏仁芍，
胃热津枯便难解，润肠通便功效高。

【方源】 《伤寒论·辨阳明病脉证并治》："趺阳脉浮而涩，浮则胃气强，涩则小便数，浮涩相搏，大便则硬，其脾为约，麻子仁丸主之。"

【组成】 麻子仁、大黄（去皮）各500克，白芍、枳实（炙）、厚朴（炙，去皮）、杏仁（去皮、尖，熬，别作脂）各250克。

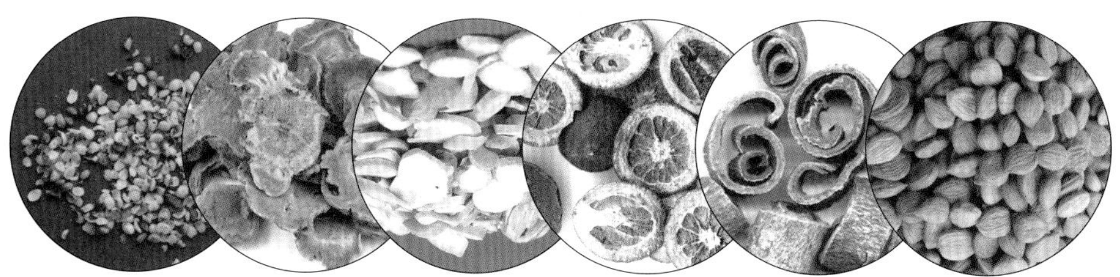

【用法】 上六味，蜜和丸，如梧桐子大，饮服十丸，日3服，渐加，以知为度（现代用法：上药为末，炼蜜为丸，每次9克，每日1～2次，温开水送服。亦可按原方用量比例酌减，改汤剂煎服）。

【功用】 润肠泄热，行气通便。

【主治】 胃肠燥热，脾约便秘证。大便干结，小便频数。

【方义方解】 本方证乃因胃肠燥热、脾津不足所致，《伤寒论》称之为"脾约"。成无己说："约者，约结之约，又约束也。经曰：'脾主为胃行其津液者也，今胃强脾弱，约束津液不得四布，但输膀胱，致小便数而大便硬，故曰其脾为约。'"（《伤寒明理论》）根据"燥者润之""留者攻之"的原则，故当润肠泻实，宜润肠药与泻下药同用。

方中麻子仁性味甘平，质润多脂，功能润肠通便，是为君药。杏仁上肃肺气，下润大肠；白芍养血滋阴，缓急止痛为臣。大黄、枳实、厚朴即小承气汤，以轻下热结，除胃肠燥热为佐。蜂蜜甘缓，既助麻子仁润肠通便，又可缓和小承气汤攻下之力，以为佐使。综观本方，虽用小承气以泻下泄热通便，而大黄、厚朴用量俱从轻减，更取质润多脂之麻仁、杏仁、白芍、蜂蜜等，一则益阴增液以润肠通便，使腑气通，津液行，二则甘润减缓小承气攻下之力。

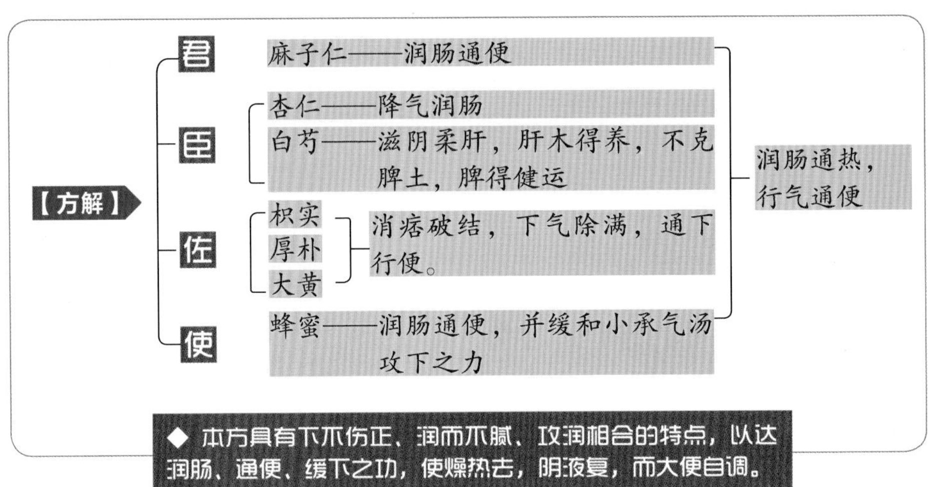

【运用】

1. **辨证要点**　本方为治疗胃肠燥热、脾津不足之“脾约”证的常用方，又是润下法的代表方。临床应用以大便秘结、小便频数、舌苔微黄少津为辨证要点。

2. **加减变化**　痔疮便秘者，可加桃仁、当归以养血和血，润肠通便；痔疮出血属胃肠燥热者，可酌加槐花、地榆以凉血止血；燥热伤津较甚者，可加生地黄、玄参、石斛以增液通便。

3. **现代运用**　本方常用于虚人及老人肠燥便秘、习惯性便秘、产后便秘、痔疮术后便秘等属胃肠燥热者。

4. **使用注意**　本方虽为润肠缓下之剂，但含有攻下破滞之品，故年老体虚，津亏血少者，不宜常服，孕妇慎用。毕竟这方是润下结合，不是纯属润肠，润肠要结合泻下燥热，所以年纪太大，津亏血少，精血不足的，还是以纯润肠为主，孕妇应该慎用。

【方论精粹】

1. 吴昆《医方考》:“伤寒差后，胃强脾弱，约束津液不得四布，但输膀胱，致小便数而大便难者，主此方以通肠润燥。枳实、大黄、厚朴，承气汤也;麻仁、杏仁，润肠物也；芍药之酸，敛津液也。然必胃强者能用之，若非胃强，则承气之物在所禁也。”

2. 王子接《绛雪园古方选注》:“下法不曰承气，而曰麻仁者，明指脾约为脾土过燥，胃液日亡，故以麻、杏润脾燥，白芍安脾阴，而后以枳、朴、大黄承气法胜之，则下不亡阴。法中用丸渐加者，脾燥宜用缓法，以遂脾欲，非比胃实当急下也。”

厚 朴

药材档案

别名：赤朴、川朴、重皮、烈朴、厚皮。

来源：为木兰科植物厚朴或凹叶厚朴的干燥干皮、根皮及枝皮。

药材特征：干皮：呈卷筒状或双卷筒状，长 30 ~ 35 厘米，厚 0.2 ~ 0.7 厘米，习称“筒朴”；近根部的干皮一端展开如喇叭口，长 13 ~ 25 厘米，厚 0.3 ~ 0.8 厘米，习称“靴筒朴”。外表面灰棕色或灰褐色，粗糙，有时呈鳞片状，较易剥落，有明显椭圆形皮孔和纵皱纹，刮去粗皮者显黄棕色。内表面紫棕色或深紫褐色，较平滑，具细密纵纹，划之显油痕。质坚硬，不易折断，断面颗粒性，外层灰棕色，内层紫褐色或棕色，有油性，有的可见多数小亮星。气香，味辛辣、微苦。

根皮（根朴）:呈单筒状或不规则块片;有的弯曲似鸡肠，习称“鸡肠朴”。质硬，较易折断，断面纤维性。

枝皮（枝朴）：呈单筒状，长 10 ~ 20 厘米，厚 0.1 ~ 0.2 厘米。质脆，易折断，断面纤维性。

性味归经：苦、辛，温。归脾、胃、肺、大肠经。

功效主治：燥湿消痰，下气除满。用于湿滞伤中，脘痞吐泻，食积气滞，腹胀便秘，痰饮喘咳。

用量用法：3 ~ 10 克，煎服，或入丸、散。

栀子柏皮汤

【方歌】

栀子柏皮是良方，黄柏再与甘草襄，
清热利湿退黄疸，伤寒发黄此方良。

【方源】《伤寒论·辨阳明病脉证并治》：“伤寒，身黄发热，栀子柏皮汤主之。”

【组成】栀子、黄柏各 15 克，炙甘草 9 克。

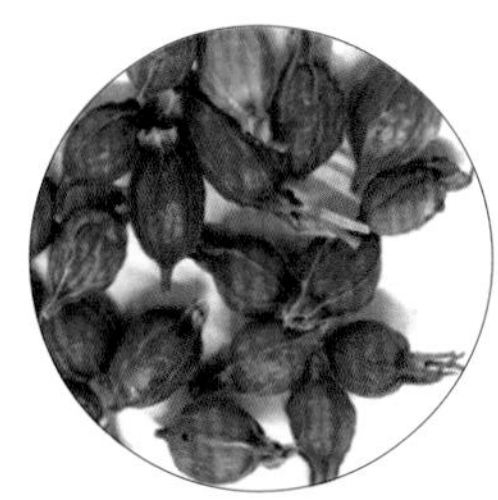
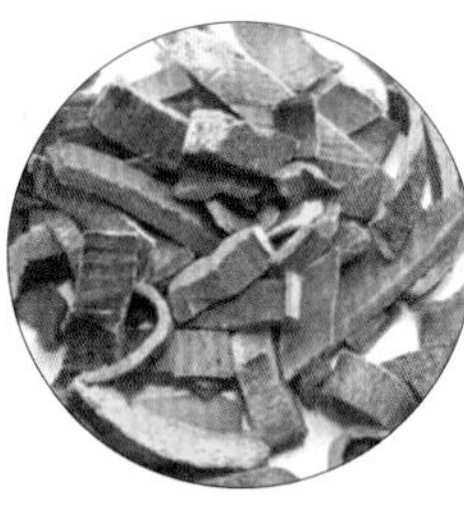
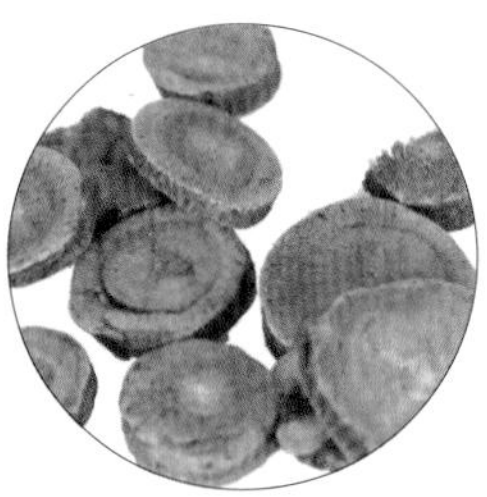

【用法】水煎服。每日 1 剂，日服 2 次。

【功用】清热，利湿，和中。

【主治】伤寒黄疸发热，小便黄赤，舌红苔黄，脉滑数。

【方义方解】方用栀子苦寒清三焦湿热，泻肝胆之火；黄柏苦寒清阴中伏热且燥湿；二药合用，清热利湿而治黄疸。但药味苦寒太重，妙在加炙甘草和中补脾，以纠苦寒之偏。药简力专，收效甚捷。

【运用】

1. **辨证要点** 临床以证见目黄、身黄、其黄如橘子色，小便短、黄、赤如茶色，伴有发热、口干、纳差、腹胀、便溏、胁痛口苦，舌苔黄腻，脉弦而数者为辨证要点。

2. **加减变化** 若见大便秘结，加生大黄、枳实泻火通便；湿热重，加龙胆草、黄芩清热泻火燥湿；黄疸较甚，加田基黄、茵陈利湿退黄；胁肋胀痛，加川楝子、郁金、枳壳疏肝理气止痛；热甚则用生甘草。

3. 现代运用 可用于急性黄疸型肝炎、急性肾盂肾炎、血小板减少性紫癜、细菌性痢疾、钩端螺旋体病、皮肤病、眼病等病症。

【方论精粹】

1. 许宏《金镜内台方议》："伤寒发黄有数等，今此身发黄热者，为表里有热，其热未宣，不渴汗之。故与栀子为君，能泻相火，去胃热，利小便；黄柏为臣，能去瘀滞之热；甘草为佐为使，能缓其中，以泻经中之热也。"

2. 王旭高《王旭高医书六种》："栀子、柏皮以寒胜热，以苦燥湿，已得治黄之安；而乃缓以甘草者，黄必内合太阴之湿化。若发热者，热已不瘀于里，有出表之势，汗下皆所不必，但当奠安脾土，使湿热分解，其黄自除。"

3. 邹润安《温热经纬》："栀子大黄汤，茵陈蒿汤，大黄硝石汤，栀子柏皮汤，其标皆见于阳明，阳明者有在经在府之分，发热汗出懊侬，皆经证也。腹满小便不利，皆府证也。栀子大黄汤证，经多而府少；茵陈蒿汤证，有府而无经；栀子柏皮汤证，有经而无府；大黄硝石汤证，经少而府多。"

黄 柏

药材档案

别名：元柏、黄檗、檗木。

来源：为芸香科植物黄皮树的干燥树皮。

药材特征：本品呈板片状或浅槽状，长宽不一，厚 1 ~ 6 毫米。外表面黄褐色或黄棕色，平坦或具纵沟纹，有的可见皮孔痕及残存的灰褐色粗皮；内表面暗黄色或淡棕色，具细密的纵棱纹。体轻，质硬，断面纤维性，呈裂片状分层，深黄色。气微，味极苦，嚼之有黏性。

性味归经：苦，寒。归肾、膀胱经。

功效主治：清热燥湿，泻火除蒸，解毒疗疮。用于湿热泻痢，黄疸尿赤，带下阴痒，热淋涩痛，脚气痿躄，骨蒸劳热，盗汗，遗精，疮疡肿毒，湿疹瘙痒。盐黄柏滋阴降火，用于阴虚火旺，盗汗骨蒸。

用量用法：3 ~ 12 克，煎服。外用：适量。

麻黄细辛附子汤

【方歌】

麻黄细辛附子汤，发表温经两法彰，
若非表里相兼治，少阴反热易能康。

【方源】 《伤寒论·辨少阴病脉证并治》："少阴病，始得之，反发热，脉沉者，麻黄细辛附子汤主之。"

【组成】 麻黄（去节）6克，附子（炮，去皮，破八片）9克，细辛3克。

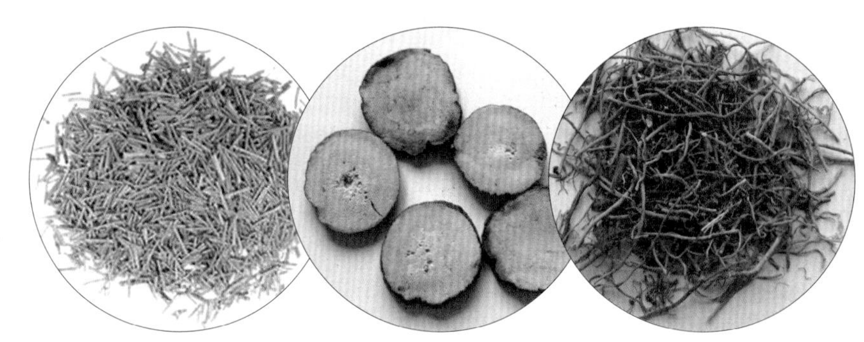

【用法】 上三味，用水1升，先煮麻黄，去上沫，纳诸药，煮取300毫升，去滓，分2次温服。

【功用】 1. 素体阳虚，外感风寒证。发热，恶寒甚剧，虽厚衣重被，其寒不解，神疲欲寐，脉沉微。

2. 暴哑。突发声音嘶哑，甚至失音不语，或咽喉疼痛，恶寒发热，神疲欲寐，舌淡苔白，脉沉无力。

【主治】 伤寒黄疸发热，小便黄赤，舌红苔黄，脉滑数。

【方义方解】 本方是为素体阳虚、复感风寒之证而设。阳虚之体，应不发热，今反发热，并见恶寒甚剧，虽厚衣重被，其寒不解，是外受风寒，邪正相争所致；

表证脉当浮，今脉反沉微，兼见神疲欲寐，是知阳气已虚。此阳虚外感，表里俱寒之证，若纯以辛温发散，则因阳虚而无力作汗，或虽得汗必致阳随液脱，治当助阳与解表并行。方中麻黄辛温，发汗解表，为君药。附子辛热，温肾助阳，为臣药。麻黄行表以开泄皮毛，逐邪于外；附子温里以振奋阳气，鼓邪达外。二药配合，相辅相成，为助阳解表的常用组合。细辛归肺、肾二经，芳香气浓，性善走窜，通彻表里，既能祛风散寒，助麻黄解表，又可鼓动肾中真阳之气，协附子温里，为佐药。

喉为肺系之门户，少阴肾经亦循喉咙至舌根。若为暴哑，乃大寒直犯肺肾，上窒窍隧，下闭肾气所致。方中麻黄散寒宣肺，附子温壮肾阳，细辛协二药辛通上下，合用则具宣上温下、开窍启闭之功。此为以表里同治之方，易作上下同治之剂，乃灵活运用、异病同治之体现。

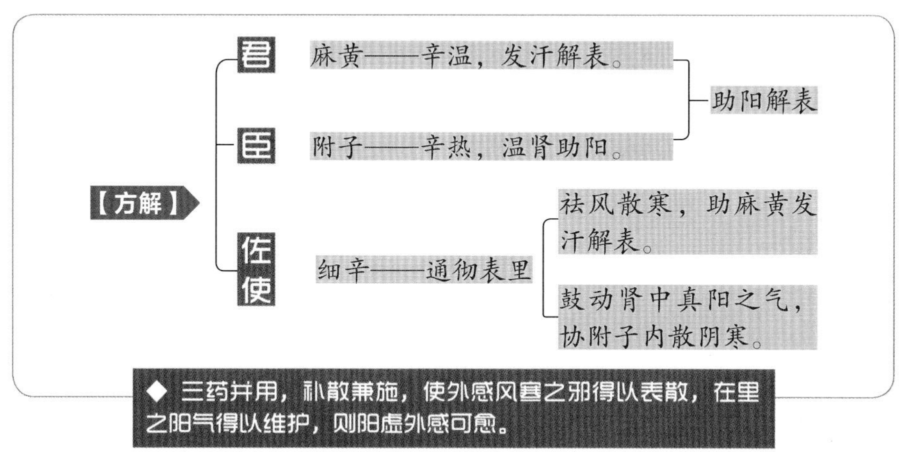

【运用】

1. 辨证要点 本方既是主治少阴阳虚、外感风寒的代表方、基础方，又是治疗大寒客犯肺肾所致咽痛声哑的常用方。临床应用以恶寒重、发热轻、神疲欲寐、脉沉为辨证要点。

2. 加减变化 兼咳喘吐痰者，宜加杏仁、半夏以化痰止咳平喘；兼湿滞经络之肢体酸痛，加独活、苍术以祛湿通络止痛；证为阳气虚弱而见面色苍白、语声低微、肢冷等，宜加黄芪、人参、附子以助阳益气。

3. 现代运用 本方常用于感冒、流行性感冒、支气管炎、风湿性关节炎、病态窦房结综合征、过敏性鼻炎、暴哑、暴盲、喉痹、皮肤瘙痒等属阳虚感寒者。

4. 使用注意 若少阴阳虚而见下利清谷、四肢厥逆、脉微欲绝等症，则应遵仲景“先温其里，乃攻其表”的原则，否则误发其汗，必致亡阳危候。这个时候要回阳救逆，先温其里，后攻其表。一般情况先治表，但遇到阳气浮越要脱，就先要回阳救逆；如果再行散的话，会加重发生阳虚欲脱、阴盛格阳的可能性。

【方论精粹】

1. 方有执《伤寒论条辨》：“以邪在表不在里，故用麻黄以发之。从其本阴而标寒，故用附子以温之。细辛辛温，通于少阴，用之以佐主治者，以其专经而向导也。”

2. 钱潢《伤寒溯源集》：“以麻黄发太阳之汗，以解其在表之寒邪；以附子温少阴之里，以补其命门之真阳；又以细辛之气温味辛专走少阴者，以助其辛温发散。三者合用，补散兼施，虽发微汗，无损于阳气矣，故为温经散寒之神剂也。”

3. 费伯雄《医方论》：“此症机窍，全在反发热、脉沉五字。盖太阳之邪，初传少阴，故脉症如此。方中用细辛、附子温肾，以捍卫本经，格外来之邪而使深入；用麻黄以散太阳之邪，使之仍从原路而出。只此三味，而治法之妙如此，非仲景其孰能之？”

4. 张秉成《成方便读》：“治少阴阳虚，寒邪外至，始得之，身发热而脉沉者。夫太阳与少阴为表里，少阴之阳虚，则里不固，里不固则表益虚，故寒邪由太阳之经，不传于腑，竟入于脏。然虽入脏，而邪仍未离乎经，故仍发热；若全入于脏，则但恶寒而不发热矣。但虽发热，不得为太阳之表证，以太阳之表，必有头项强痛，脉浮等证；此不但不头项强痛，脉亦不浮而反沉，则便知太阳之邪离经入脏之枢纽。急乘此时用附子以助少阴之阳，细辛以散少阴之邪，麻黄以达太阳之表，邪自表而及里者，仍由里而还表，此亦表里相通之一理耳。”

黄连阿胶汤

【方歌】

黄连阿胶鸡子黄，黄芩白芍共成方，
水亏火炽烦不卧，滋阴降火自然康。

【方源】《伤寒论·辨少阴病脉证并治》："少阴病，得之两三日以上，心中烦，不得卧，黄连阿胶汤主之。"

【组成】黄连 12 克，阿胶 9 克，黄芩、白芍各 6 克，鸡子黄 2 枚。

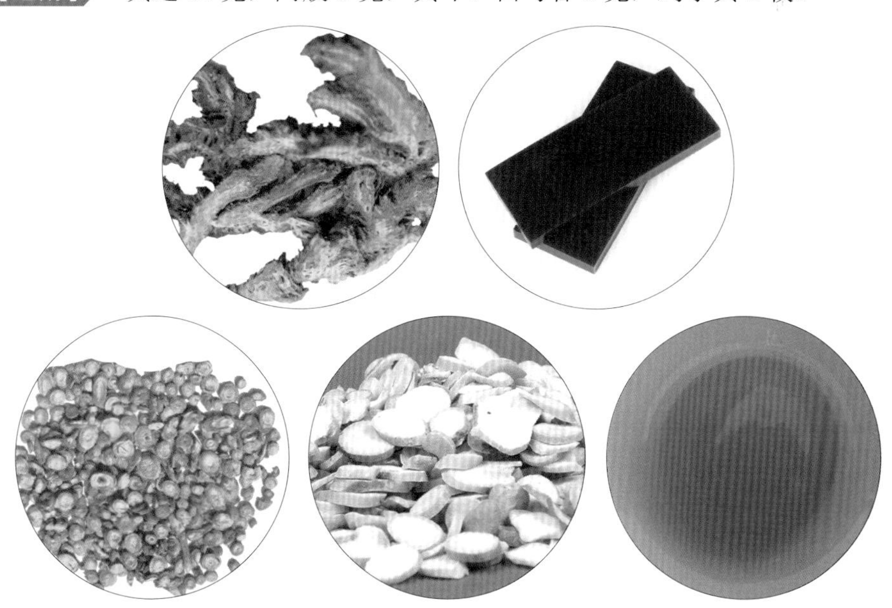

【用法】上五味，以水 6 升，先煮三物，取 2 升，去滓。内胶烊尽，小冷，内鸡子黄，搅令相得。温服 7 合，日 3 服。

【功用】清热育阴，交通心肾。

【主治】心中烦，不得眠，多梦，口干，咽燥，或汗出，或头晕，或耳鸣，或健忘，或腰酸，舌红，少苔，脉细数。

【方义方解】 方中黄连泻心火，阿胶益肾水，黄芩佐黄连，则清火力大；白芍佐阿胶，则益水力强。妙在鸡子黄，乃滋肾阴，养心血而安神，数药合用，则肾水可旺，心火可清，心肾交通，水火既济，诸证悉平。

【运用】

1. **辨证要点** 本方以心烦失眠、多梦或头晕、舌质红、少苔、脉细或数为辨证要点。

2. **加减变化** 心胸烦热明显者，加竹叶、栀子以清心泻热；肾阴虚明显者，加女贞子、枸杞子以育阴益肾；头晕目眩者，加钩藤、熟地黄以滋补阴血，利头目；失眠明显者，加柏子仁、酸枣仁以滋补阴血安神；大便干者，加麦冬、火麻仁以滋阴润燥生津。

3. **现代运用** 本方可用于治疗西医临床中的室上性心动过速、神经衰弱、顽固性失眠、甲状腺功能亢进等。只要符合其主治病变证机，也可加减运用，辅助治疗如慢性胃炎、慢性咽炎、慢性胆囊炎、膀胱炎、溃疡性口腔炎等。

4. **使用注意** 心肾阳虚证、瘀血证慎用本方。

【方论精粹】

1. 许宏《金镜内台方义》："少阴三日以上，心中烦不得卧者，乃寒极热变也。热烦于内而然。故用黄连为君，黄芩为臣，以除内热而阳有余；以阿胶、鸡子黄之甘，以补阴不足为佐；芍药之酸，以敛阴气而泄邪热为使也。"

2. 王旭高《王旭高医书六种》："此少阴传经之热邪，扰动少阴之阴气，故心烦不得卧。以芩、连直折少阴之热，阿胶、鸡子黄滋少阴之阴，交合心肾。第四者沉阴滑利，恐不能留恋中宫，故再佐芍药之酸敛，从中收阴，与四逆汤收摄亡阳，一水一火，为不同矣。"

3. 柯琴《伤寒来苏集》："此少阴之泻心汤也。凡泻心必藉连、芩，而导引有阴阳之别。病在三阳，胃中不和而心下痞硬者，虚则加参、甘补之，实则加大黄下之；病在少阴，而心中烦不得卧者，既不得用参、甘以助阳，亦不得用大黄以伤胃也。故用芩、连以直折心火，用阿胶以补肾阴，鸡子黄佐芩、连，于泻心中补心血，芍药佐阿胶，于补阴中敛阴气。斯则心肾交合，水升火降，是以扶阴泻阳之方，而变为滋阴和阳之剂也。"

附子汤

【方歌】

附子汤治背恶寒，脉沉口和阳气残，
参附苓术芍药共，更治妊娠腹如扇。

【方源】《伤寒论·辨少阴病脉证并治》："少阴病，得之一二日，口中和，其背恶寒者，当灸之，附子汤主之。少阴病，身体痛，手足寒，骨节痛，脉沉者，附子汤主之。"

【组成】附子、茯苓、白芍各 9 克，人参 6 克，白术 12 克。

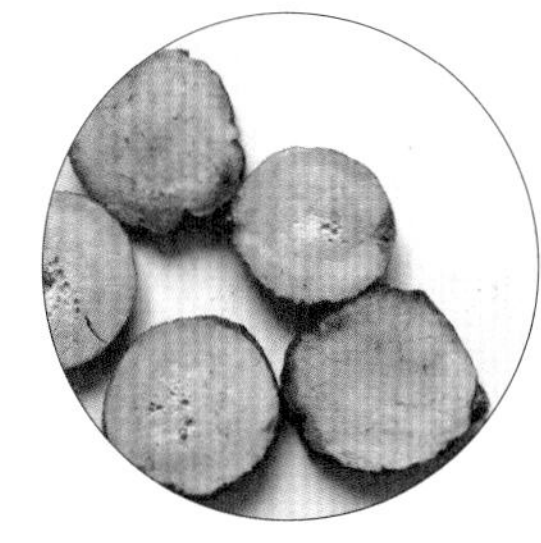
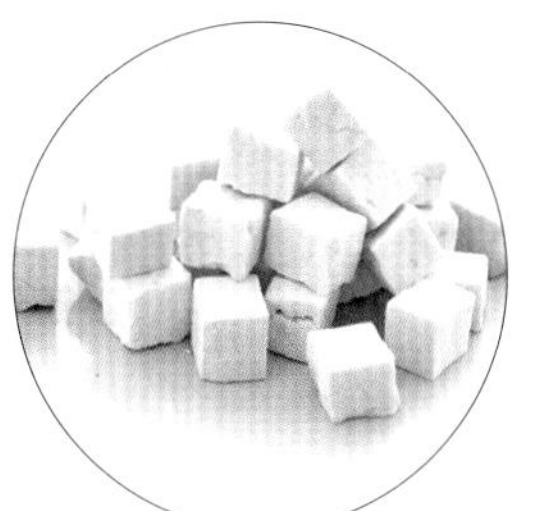
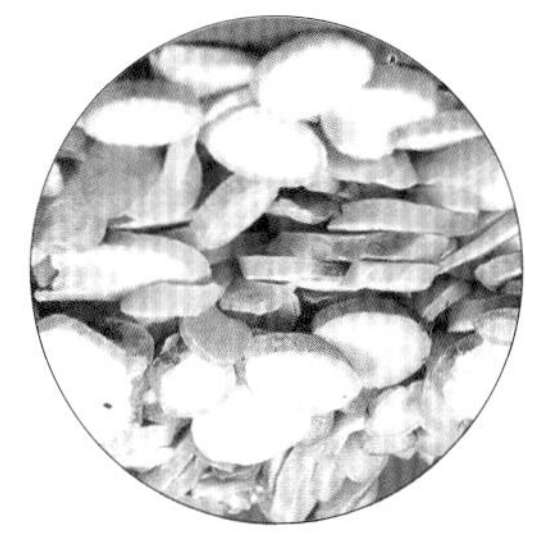
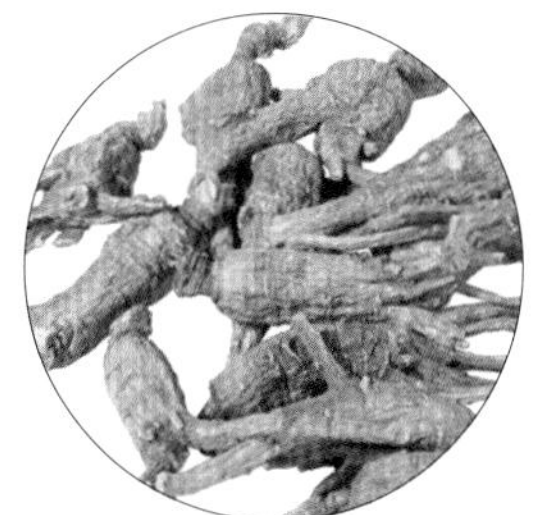
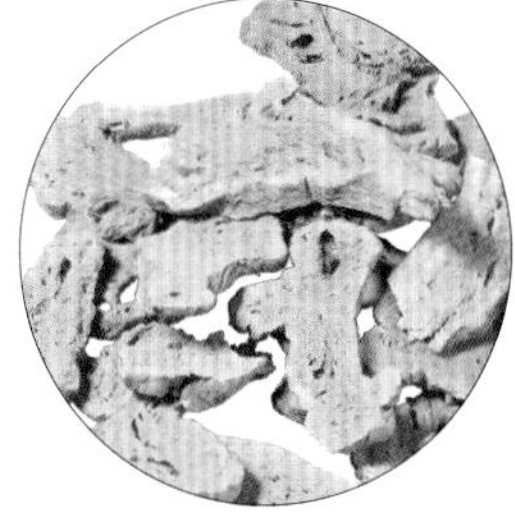

【用法】水煎服。

【功用】温阳散寒，化湿利痹。

【主治】寒湿内侵，身体骨节疼痛，恶寒肢冷，舌苔白滑，脉沉微无力。

【方义方解】方中重用炮附子温经壮阳；人参补益元气；茯苓、白术健脾化湿；白芍和营止痛。诸药合用，共奏温经助阳、祛寒除湿之功。

【附子汤与真武汤鉴别】

附子汤与真武汤相比，药物只差一味。前者倍附子、白术，加人参，去生姜，虽仍以附子为君，但以白术为臣，两者配伍，附子温经助阳，白术燥湿健脾，组成祛寒湿之剂，主治寒湿所致的痹证。而真武汤则以附子与茯苓配伍，附子温阳，茯苓利水，组成温阳利水之剂，主治脾肾阳虚，水湿内停诸证。

【运用】

1. **辨证要点** 本方以寒湿痹痛、畏寒肢冷、苔白脉迟为辨证要点。

2. **加减变化** 痹痛日久、血行留滞，加没药、乳香；风湿甚，加独活、羌活、豨莶草、威灵仙等；痰湿入络，加白附子、天南星等；寒湿较甚，加制川乌、制草乌、桂枝。

3. **现代运用** 本方常用于治疗慢性风湿性关节炎、水肿、羊水过多等。

【方论精粹】

1. 吕震名《伤寒寻源》："此伤寒温经散寒正治之法。重附子之雄烈，下消肾中之水寒，上资君主之热化，人参助阳，芍药和阴，茯苓利窍以逐水，白术燥湿以奥土，并力温托，绝不加入一毫升散之药，但使元阳得振而病自解。"

2. 王旭高《王旭高医书六种》："附子汤药品，与真武汤大抵相同，唯附子生熟分量各异；其补阳镇阴之分歧，只在参、生一味之转旋。于此等处，大宜着眼。"

附子

药材档案

别名：侧子、刁附、虎掌、漏篮子、黑附子、明附片、川附子、熟白附子。

性味归经：辛、甘，大热；有毒。归心、肾、脾经。

功能主治：回阳救逆，补火助阳，散寒止痛。用于亡阳虚脱，肢冷脉微，心阳不足，胸痹心痛，虚寒吐泻，脘腹冷痛，肾阳虚衰，阳痿宫冷，阴寒水肿，阳虚外感，寒湿痹痛。

用量用法：内服：3 ~ 15 克，煎服，宜先煎 0.5 ~ 1 小时，至口尝无麻辣感为度。

桃花汤

【方歌】

桃花汤中赤石脂，干姜粳米共用之，
虚寒下痢便脓血，温涩止痢最宜施。

【方源】 《伤寒论·辨少阴病脉证并治》：“少阴病，下利便脓血者，桃花汤主之。”

【组成】 赤石脂（一半全用，一半筛末）25 克，干姜 6 克，粳米 25 克。

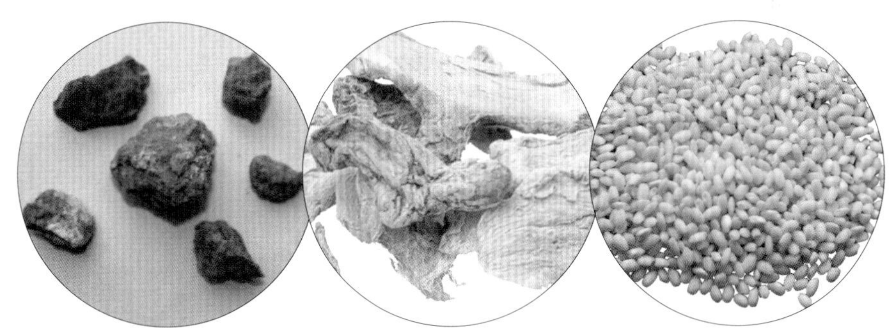

【用法】 上三味，以水 700 毫升，煮米令熟，去滓，温服 150 毫升，纳赤石脂末 5 克，日 3 服。若一服愈，余勿服。

【功用】 温中，涩肠，止痢。

【主治】 虚寒久痢。下痢不止，便脓血，色黯不鲜，日久不愈，腹痛喜温喜按，舌淡苔白，脉迟弱或微细。

【方义方解】 本方主治虚寒血痢证，其病机核心为脾肾虚寒，寒湿阻滞，损伤肠络，失于固摄，故拟温中散寒、涩肠止痢为治法。方中赤石脂温涩固脱以止痢，为君药；干姜大辛大热，温中祛寒，合赤石脂温中涩肠，止血止痢，为臣药；粳米养胃和中，助赤石脂、干姜以厚肠胃，为佐药。

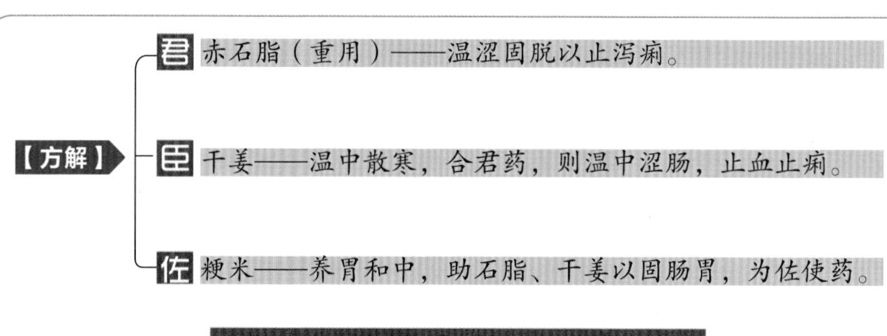

【运用】

1. **辨证要点** 本方为涩肠止血止痢的方剂。以久痢便脓血、色黯不鲜、腹痛喜温喜按、舌淡苔白、脉迟弱为辨证要点。

2. **加减变化** 腹痛甚者，加白芍以养血柔肝止痛；阳虚阴寒盛者，加附子、人参、炙甘草以补虚散寒。

3. **现代运用** 本方常用于慢性细菌性痢疾、慢性阿米巴痢疾、胃及十二指肠溃疡出血、慢性结肠炎、功能性子宫出血等证属阳虚阴盛、下焦不固者。

4. **使用注意** 若热痢便脓血、里急后重、肛门灼热者，切忌应用。

【方论精粹】

1. 吴昆《医方考》："少阴病，下利便脓血者，此方主之。盖少阴肾水也，主禁固二便，肾水为火所灼，不能济火，火热克伐大肠金，故下利且便脓血。此方用赤石脂，以其性寒而涩，寒可以济热，涩可以固脱。用干姜者，假其热以从治，犹之白通汤加人尿、猪胆，干姜黄芩黄连人参汤用芩、连，彼假其寒，此假其热，均之假以从治尔。《内经》曰：'寒者热之，热者寒之，微者逆之，甚者从之；逆者正治，从者反治，从少从多，观其事也。'正此之谓。用粳米者，恐石脂性寒损胃，故用粳米以和之。向使少阴有寒，则干姜一两之寡，岂足以温？而石脂一斤之多，适足以济寒而杀人矣！岂仲景之方乎？"

2. 李时珍《本草纲目·石部》："张仲景用桃花汤治下利便脓血，取赤石脂之重涩，入下焦血分而固脱；干姜之辛温，暖下焦气分而补虚；粳米之甘温，佐石脂、干姜而润肠胃也。"

3. 成无己《注解伤寒论》："涩可去脱，赤石脂之涩以固肠胃；辛以散之，干姜之辛以散里寒；粳米之甘以补正气。"

桔梗汤

【方歌】

桔梗汤方是经方，桔梗甘草两相参，
宣肺利咽又止痛，肺痈咽痛服之瘥。

【方源】 《伤寒论·辨少阴病脉证并治》：“伤寒论少阴病，二三日，咽痛者，可与甘草汤；不瘥者，与桔梗汤。”

【组成】 桔梗9克，甘草6克。

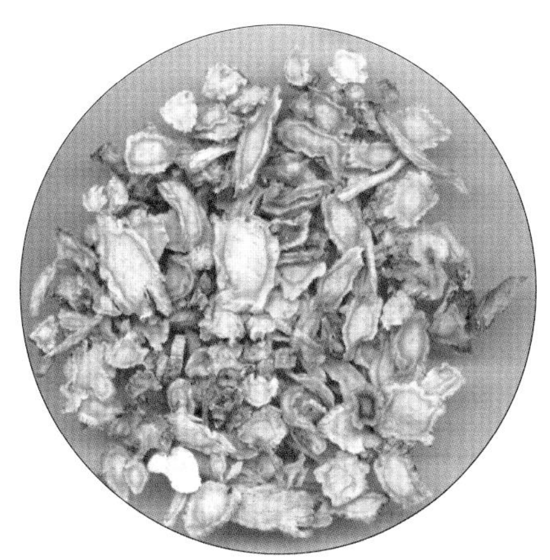

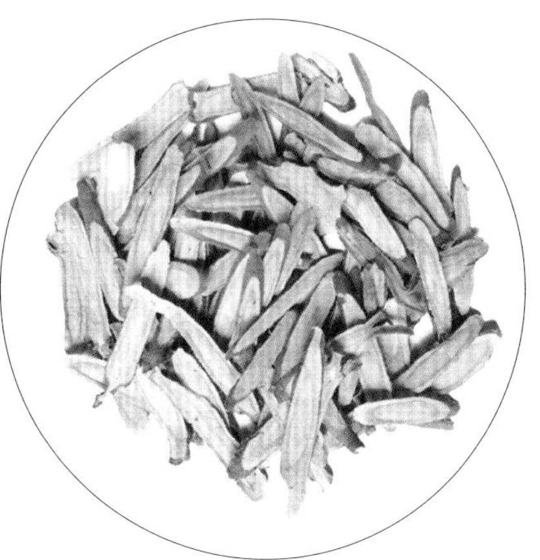

【用法】 水煎服。每日1剂，日服2次。

【功用】 宣肺化痰，利咽止痛。

【主治】 咳嗽有痰，咽喉肿痛。

【方义方解】 方用桔梗宣肺利咽，甘草清热解毒，共奏清热利咽之功；且两者又均有祛痰之功，一宣一清，相得益彰。药仅两味，力专效宏。

【运用】

1. **辨证要点** 临床应用以咽喉肿痛及咳嗽痰多兼有咽痒为其辨证要点。

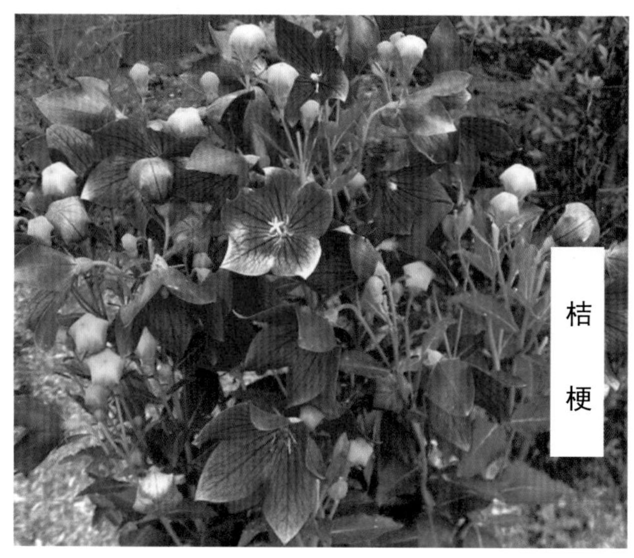

2. 加减变化 若兼有恶寒发热者，加薄荷、牛蒡子、马勃；咽喉红肿较剧，加黄芩、牡丹皮、赤芍；疼痛较剧，加射干、山豆根；咽喉干燥，加玄参、藏青果；痰多咳嗽兼有恶寒发热，加桑叶、蝉衣；痰稠而黏，加鱼腥草、黄芩；肺痈，加金银花、连翘、黄芩、大黄、败酱草、芦根、桃仁、苇茎等。

3. 现代运用 可用于肺脓疡（肺痈）、肺炎、咽喉炎、扁桃体炎等病症。

4. 使用注意 无咽痛、咽干者慎用。

【方论精粹】

1. 徐彬《金匮要略论注》："此乃肺痈已成。所谓热过于荣，吸而不出，邪热结于肺之荣分。故以苦梗下其结热，开提肺气，生甘草以清热解毒，此示开痹之法。故又注曰：再服则吐脓血也。"

2. 周扬俊《金匮玉函经二注》："肺痈由热结而成。其浊唾腥臭，因热瘀而致，故咳而胸满，是肺不利也；振寒，阳郁于里也；咽干不渴，阻滞津液也。彼邪热搏聚，固结难散之势，用桔梗开之，以散其毒；甘草解之，以消其毒。庶几可图，无使滋蔓。即至久久吐脓之时，亦仍查用此汤者，一以桔梗可开之，使下行，亦可托之，俾吐出；一以甘草可以长血肉，更可以益金母也。"

3. 吴谦等《医宗金鉴》："咳而胸满，振寒脉数，咽干不渴，时出浊唾腥臭，久久吐脓如米粥者，此为肺痈证也。肺痈尚未成脓，实邪也，故以葶苈之剂泻之；今已溃后，虚邪也，故以桔梗之苦，甘草之甘，解肺毒排脓也。此治已成肺痈、轻而不死者之法也。"

苦酒汤

【方歌】

> 半夏一枚十四开，鸡清苦酒搅几回，
> 刀环捧壳煎三沸，咽痛频吞绝妙哉。

【方源】 《伤寒论•辨少阴病脉证并治》:“少阴病，咽中伤，生疮，不能语言，声不出者，苦酒汤主之。”

【组成】 半夏（砸碎）500 克，醋 2500 毫升。

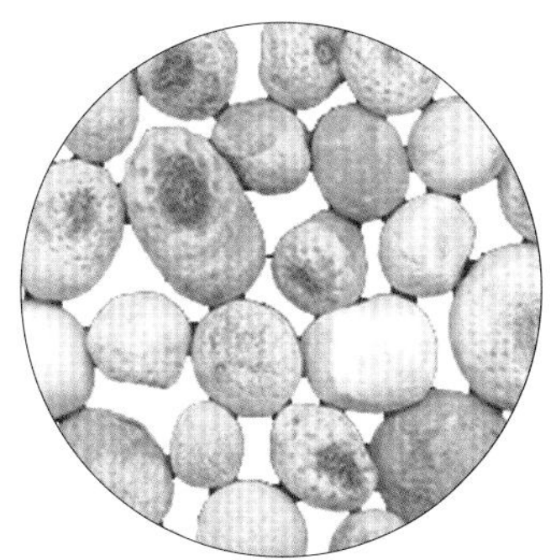

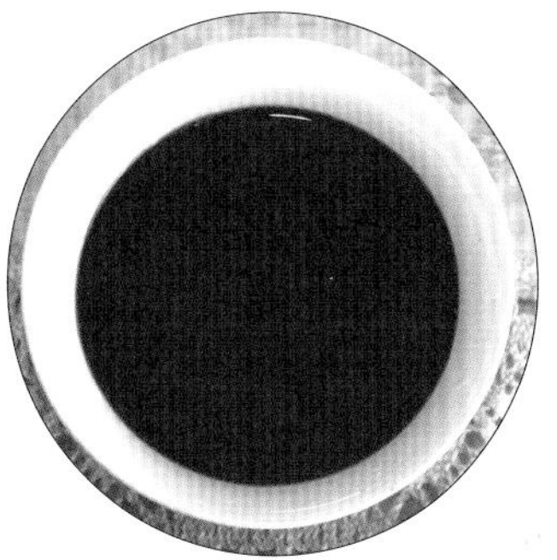

【用法】 将半夏置于苦酒中煮沸，去半夏，趁热下鸡子清，搅匀，少少含咽之。

【功用】 痰湿结聚，气血瘀滞。

【主治】 燥湿化痰，活血祛瘀，消肿止痛。

【方义方解】 本方半夏涤痰散结，因其辛燥，佐以甘寒之蛋清以润燥敛疮止痛；更以苦酒（即米醋）消肿敛疮。合用共具滋阴消肿、敛疮、散结祛痰之功效。少少含咽可使药力持续作用于患部而提高疗效。

【运用】

1. **辨证要点** 主要用于治疗痰涎壅塞、咽喉不利的病证。临床应用以痰热壅塞引起的咽痛、声音嘶哑为其辨证要点。

2. **现代运用** 常用于治疗咽炎、声带小结、扁桃体炎、扁桃体周围脓肿等病症。

3. **注意事项** 咽喉干痛者不可用；少阴寒证喉痛不可用。

【方论精粹】

1. 吴谦等《医宗金鉴》:“李杲曰：大抵少阴多咽伤、咽痛之证，古方用醋煮鸡子，主咽喉失音，取其酸收，固所宜也。半夏辛燥，何为用之？盖少阴多寒证，取其辛能发散，一发一敛，遂有理咽之功也。”

2. 张锡纯《医学衷中参西录》:“唐容川曰：‘此节所言生疮，即今之喉痛、喉蛾，肿塞不得出声，今有用刀针破之者，有用巴豆烧焦烙之者，皆是攻破之使不壅塞也。’仲景用生半夏正是破之也，余亲见治重舌敷生半夏立即消破，即知咽喉肿闭亦能消而破之矣。且半夏为降痰要药，凡喉肿则痰塞，此仲景用半夏之妙。正是破之又能去痰，与后世刀针、巴豆等方较见精密，况兼蛋清之润，苦酒之泻，真妙法也。”

半 夏

药材档案

别名：示姑、地茨菇、老鸹头、地珠半夏、羊眼半夏。

来源：为天南星科植物半夏的块茎。

药材特征：本品呈类球形，有的稍偏斜，直径 1 ~ 1.5 厘米。表面白色或浅黄色，顶端有凹陷的茎痕，周围密布麻点状根痕；下面钝圆，较光滑。质坚实，断面洁白，富粉性。气微，味辛辣、麻舌而刺喉。

性味归经：辛，温；有毒。归脾、胃、肺经。

功效主治：燥湿化痰，降逆止呕，消痞散结。用于湿痰寒痰，咳喘痰多，痰饮眩悸，风痰眩晕，痰厥头痛，呕吐反胃，胸脘痞闷，梅核气。生用外治痈肿痰核。姜半夏多用于降逆止呕。

用量用法：3 ~ 9 克，煎服。一般宜制过用。炮制品中有姜半夏、法半夏等，其中姜半夏长于降逆止呕，法半夏长于燥湿且温性较弱，半夏曲则有化痰消食之功，竹沥半夏能清化热痰，主治热痰、风痰之证。外用：适量，磨汁涂或研末以酒调敷患处。

白通汤

【方歌】

葱白四茎一两姜，全枚生附白通汤，
脉微下利肢兼厥，干呕心烦胆尿襄。

【方源】 《伤寒论·辨少阴病脉证并治》："少阴病，下利，白通汤主之。"

【组成】 附子 15 克，干姜 6 克，葱白四茎。

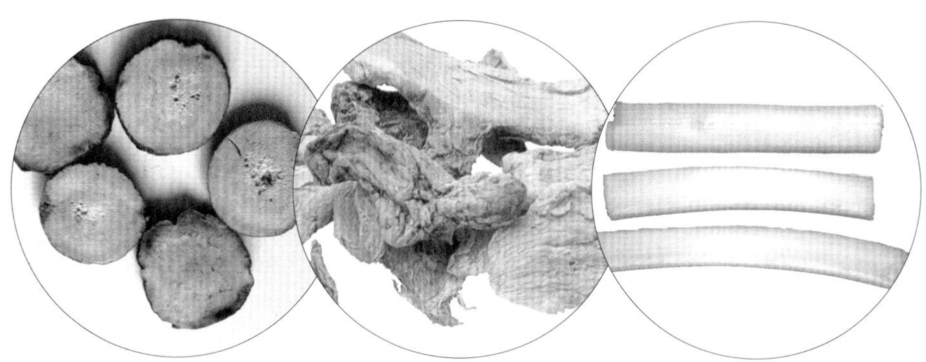

【用法】 上三味，以水 3 升，煮取 1 升，去滓，分温再服。

【功用】 破阴回阳，宣通上下。

【主治】 少阴病阴盛戴阳证。手足厥逆，下利，脉微，面赤者。

【方义方解】 因下利甚者，阴液必伤，所以减干姜之燥热，寓有护阴之意。若利不止，厥逆无脉，干呕烦者，是阴寒盛于里，阳气欲上脱，阴气欲下脱之危象，所以急当用大辛大热之剂通阳复脉，并加胆汁、人尿滋阴以和阳，是反佐之法。原文有"服汤，脉暴出者死，微续者生"。方后还有"若无胆，亦可用"，可知重在人尿。这些都是白通加猪胆汁汤证治精细之处，与通脉四逆汤之"无猪胆，以羊胆代之"之反佐法，皆有深意，须详加领悟。

【运用】

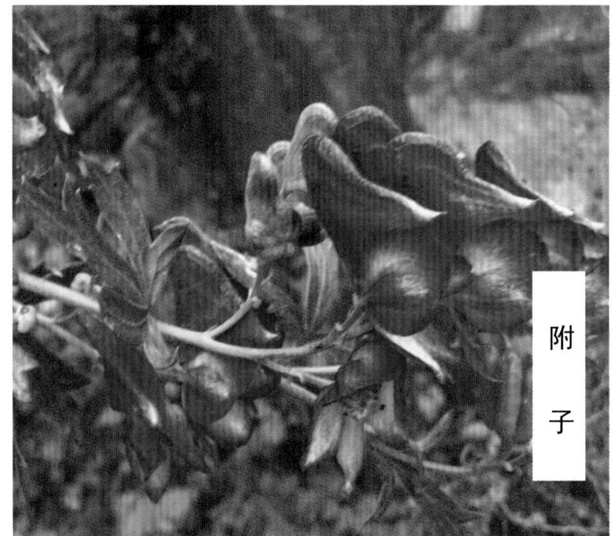
附子

1. **辨证要点** 本方以心悸、心烦、汗出、面赤、手足逆冷、舌质淡、苔薄白、脉微弱为辨证要点。

2. **加减变化** 气虚明显者，加白术、人参以益气补虚；寒甚者，加吴茱萸、桂枝以温阳散寒；心烦者，加桂枝、五味子以益心除烦。

3. **现代运用** 本方可用于治疗西医临床中的心力衰竭、心律失常、休克、心动过缓等。只要符合其主治病变证机，也可加减运用，辅助治疗如尿毒症、眼科之前房积液、雷诺现象等。

4. **使用注意** 痰热证、湿热证、阴虚证慎用本方。

【方论精粹】

1. 吴昆《医方考》："少阴属肾，水脏也，得天地闭藏之令，立禁固二便，寒邪居之，则病而失体矣，故下利。葱白，所以通阳气也；姜、附，所以散阴寒也。是方也，能散阴而通阳，故即葱白而名曰白通。"

2. 吴谦等《医宗金鉴》："少阴病，但欲寐，脉微细，已属阳为阴困矣。更加以下利、恐阴降极，阳下脱也。故君以葱白大通其阳而上升，佐以姜、附急胜其阴而缓降，则未脱之阳可复矣。"

3. 周扬俊《伤寒论三注》："真阳既虚，阴邪复深，姜附之性虽能益阳，而不能使阳气必入阴中，不入阴中，阳何由复，阴何由去？故惟葱白味辛，可通于阴，使阴得达于阳，而利可除矣。"

白通加猪胆汁汤

【方歌】

白通加尿猪胆汁，干姜附子兼葱白，
热因寒用妙义深，阴盛格阳厥无脉。

【方源】 《伤寒论·辨少阴病脉证并治》："少阴病，下利，脉微者，与白通汤。利不止，厥逆无脉，干呕烦者，白通加猪胆汁汤主之。服汤脉暴出者死，微续者生。"

【组成】 葱白4茎，干姜3克，附子（生）10克，童便15毫升，猪胆汁3毫升。

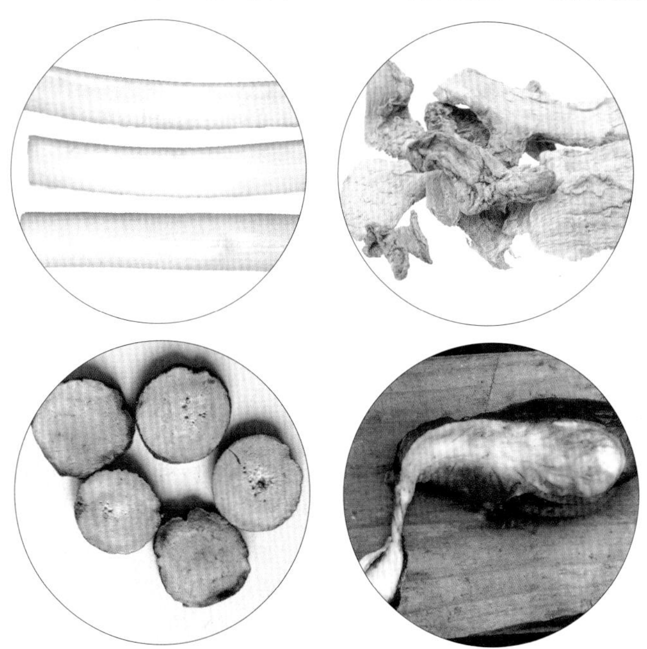

【用法】 上五味，以水600毫升，煮取200毫升，去滓，纳胆汁、童便，和令相得，分温再服。若无胆，亦可用。

【功用】 破阴回阳，宣通上下。

【主治】 下利清谷，手足逆冷，神志昏沉，干呕，心烦，汗出，面赤如妆，脉微或无。

【方义方解】 方中大辛大热的附子温肾壮阳，祛寒救逆，干姜温阳散寒，葱白辛温，宣通上下阳气，以通阳散寒。阴寒太盛会格拒阳药，所以又佐以苦寒猪胆汁、咸寒童尿为引，使热药能入里发挥作用，此为反佐之用（即是热因寒用的妙义深）。除此，两药咸寒苦降，可滋阴和阳，引虚阳下入阴中。共奏破阴回阳、宣通上下、兼反佐之功。

【运用】

1. **辨证要点** 本方以心悸、心烦、手足逆冷、舌质淡、苔薄、脉微或无为辨证要点。

2. **加减变化** 气虚明显者，加白术、人参以益气补虚；血虚者，加白芍、当归以滋补阴血；寒甚者，加吴茱萸、桂枝以温阳散寒；心烦者，加桂枝、五味子以益心除烦。

3. **现代运用** 本方可用于治疗西医临床中的心力衰竭、心律失常、休克、心动过缓等。只要符合其主治病变证机，也可加减运用，辅助治疗如慢性肠胃炎、霍乱、肝性脑病、肠伤寒等。

4. **使用注意** 痰热证、湿热证、阴虚证慎用本方。

【方论精粹】

1. 成无己《注解伤寒论》:“欲吐不吐，心烦者，表邪传里也。若腹满痛，则属太阴，此但欲寐，则知属少阴。五、六日邪传少阴之时，若自利不渴，寒在中焦，属太阴也；此自利而渴，为寒在下焦，属少阴也。肾虚水燥，故渴欲引水自救。下焦虚寒，故小便色白。下利而渴，小便色白，非里热可知矣。”

2. 吴谦等《医宗金鉴》:“少阴病欲吐不吐，心中烦，但欲寐，五、六日自利而渴者，此属少阴传邪，寒热俱有之证也。若是少阴热而燥干，引水之渴，小便必色赤，乃少阴燥不能生津，下焦有热也。今为少阴虚，而引水自救之渴，故小便则色白，是少阴虚冷，不能化液，下焦有寒也。于此可知少阴病形悉具，而渴者有寒热二端之别也。”

真武汤

【方歌】

> 真武汤壮肾中阳，茯苓术芍附生姜，
> 少阴腹痛有水气，悸眩瞤惕保安康。

【方源】 《伤寒论·辨太阳病脉证并治》："太阳病，发汗，汗出不解，其人仍发热．心下悸，头眩，身瞤动，振振欲擗地者，真武汤主之。"

《伤寒论·辨少阴病脉证并治》："少阴病，二三日不已，至四五日，腹痛，小便不利，四肢沉重疼痛，自下利者，此为有水气。其人或咳，或小便利，或下利，或呕者，真武汤主之。"

【组成】 茯苓、白芍、生姜、附子（炮去皮，破八片）各9克，白术6克。

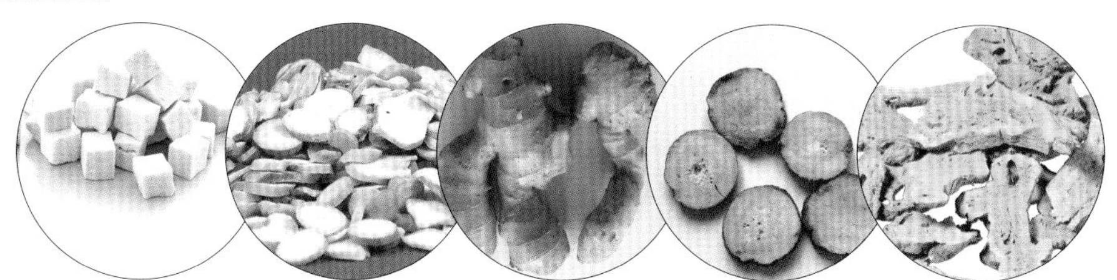

【用法】 上五味，以水800毫升，煮取300毫升，去滓，每次温服100毫升，日3服。

【功用】 温阳利水。

【主治】 1. 脾肾阳虚，水饮内停证。小便不利，四肢沉重疼痛，腹痛下利，或肢体水肿，舌淡胖嫩，有齿痕，苔白，脉沉。

2. 太阳病发汗太过，阳虚水泛。汗出不解，其人仍发热，心下悸，头眩，身瞤动，振振欲擗地。

【方义方解】 本方为治疗脾肾阳虚、水湿泛溢的基础方。盖水之制在脾，水之主在肾，脾阳虚则湿难运化，肾阳虚则水不化气而致水湿内停。肾中阳气虚衰，寒水内停，则小便不利；水湿泛溢于四肢，则沉重疼痛，或肢体浮肿；水湿流于肠间，则腹痛下利；上逆肺胃，则或咳或呕；水气凌心，则心悸；水湿中阻，清阳不升，则头眩。若由太阳病发汗太过，耗阴伤阳，阳失温煦，加之水渍筋肉，则身体筋肉瞤动、站立不稳。其证因于阳虚水泛，故治疗当以温阳利水为基本治法。

本方以附子为君药，本品辛甘性热，用之温肾助阳，以化气行水，兼暖脾土，以温运水湿。臣以茯苓利水渗湿，使水邪从小便去；白术健脾燥湿。佐以生姜之温散，既助附子温阳散寒，又合苓、术宣散水湿。白芍亦为佐药，其义有四：一者利小便以行水气，《本经》言其能“利小便”，《名医别录》亦谓之“去水气，利膀胱”；二者柔肝缓急以止腹痛；三者敛阴舒筋以解筋肉瞤动；四者可防止附子燥热伤阴，以利于久服缓治。

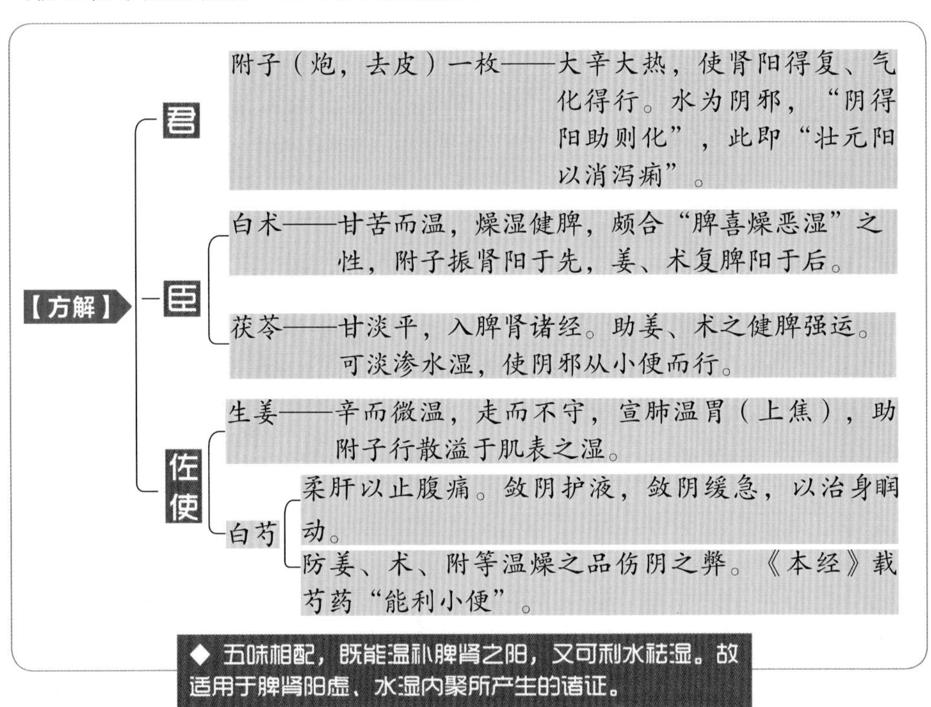

【运用】

1. **辨证要点** 本方为温阳利水的著名方剂。临床以小便不利、四肢沉重或水肿、苔白脉沉为辨证要点。

2. **加减变化** 呕者，去附子，加倍生姜以温胃止呕；咳者，可加细辛、干姜、五味子以温肺化饮；下利者，可去白芍，加干姜以温脾助运。

3. 现代运用 本方常用于治疗心源性水肿、慢性肾小球肾炎、甲状腺功能低下、慢性肠炎、慢性支气管炎、耳源性眩晕等属脾肾阳虚水泛者。

4. 使用注意 湿热内停所致之小便不利、水肿者忌用。

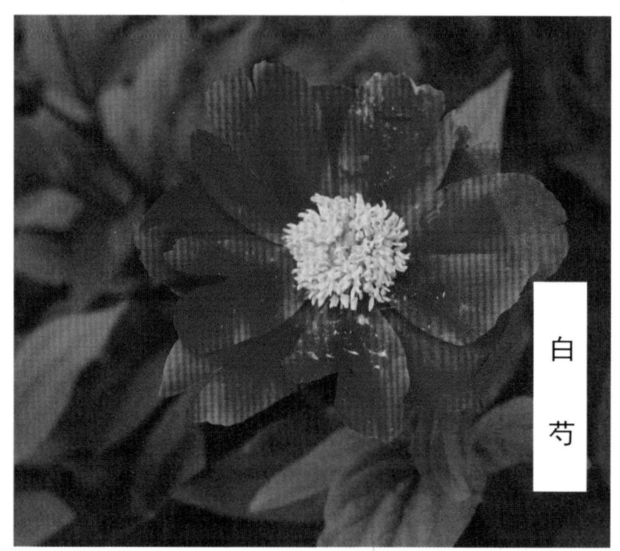
白芍

【方论精粹】

1. 张璐《张氏医通》："详附子汤与真武汤二方，止差一味，一治少阴病始得之，便背恶寒，口中和，知其人真阳素亏，故用人参以助附子之雄，茯苓以行白术之滞，又恐生附性悍，伤犯真阴，故用芍药以护持营血，营血得安，而真阴受荫矣。一以少阴病二三日不已，至四五日腹痛自利，四肢沉重，或咳或呕。其人内外皆是水气，故用生姜佐茯苓，术、附以利水为务，水去则真阳自复。当知此证，皆由水气遏其阳，阳气原不大虚，所以方中术、附，仅用附子汤之半，又恐辛燥，有伤其阴，因以芍药保其营血，与附子汤之立法不殊，即过汗伤经，振振欲仆地者，亦不出是方也。"

2. 罗美《古今名医方论》："真武一方，为北方行水而设。用三白者，以其燥能制水，淡能伐肾邪而利水，酸能泄肝木以疏水故也。附子辛温大热，必用为佐者何居？盖水之所制者脾，水之所行者肾也，肾为胃关，聚水而从其类。倘肾中无阳，则脾之枢机虽运，而肾之关门不开，水虽欲行，孰为之主？故脾家得附子，则火能生土，而水有所归矣；肾中得附子，则坎阳鼓动，而水有所摄矣。更得芍药之酸，以收肝而敛阴气，阴平阳秘矣。若生姜者，并用以散四肢之水气而和胃也。"

通脉四逆汤

【方歌】

通脉四逆草附姜，加重剂量另名方，
手足厥逆吐利甚，脉搏不出急回阳。

【方源】《伤寒论·辨少阴病脉证并治》："少阴病，下利清谷，里寒外热，手足厥逆，脉微欲绝，身反不恶寒，其人面色赤，或腹痛，或干呕，或咽痛，或利止，脉不出者，通脉四逆汤主之。"

【组成】炙甘草 6 克，附子（生）15 克，干姜 9 克。

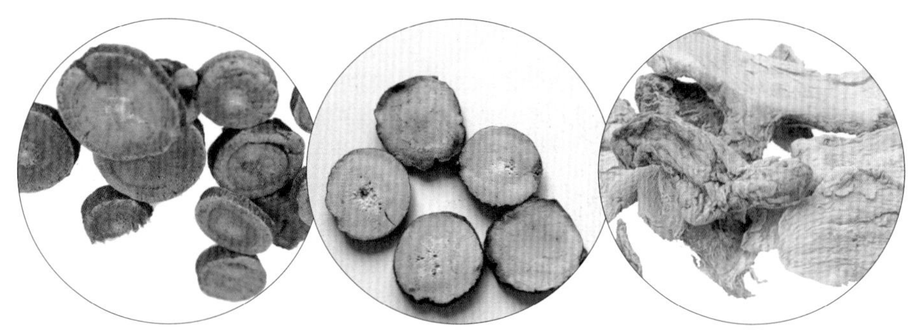

【用法】以水 600 毫升，煮取 240 毫升，去滓，分温再服。

【功用】破阴回阳，通达内外。

【主治】治少阴病，下利清谷，里寒外热，手足逆冷，脉微欲绝，身反不恶寒，其人面色赤，或腹痛，或干呕，或咽痛，或利止脉不出者。

【方义方解】通脉四逆汤证除"少阴四逆"外，更有"身反不恶寒，其人面色赤，或腹痛，或干呕，或咽痛，或利止，脉不出"等，是阴盛格阳、真阳欲脱之危象，所以在四逆汤的基础上重用姜、附用量，冀能阳回脉复，故方后注明"分温再服，其脉即出者愈"。若吐下都止，汗出而厥，四肢拘急不解，脉微欲绝者，是真阴真阳大虚欲脱之危象，故加苦寒之胆汁，既防寒邪拒药，又引虚阳复归于阴中，亦是反佐之妙用。是以方后注明“无猪胆，以羊胆代之”。

【运用】

1. **辨证要点** 四逆汤证虚寒更甚者，以身反不恶寒为辨证要点。

2. **加减变化** 面色赤者，加葱 9 茎；腹中痛者，去葱；呕者，加生姜 6 克；咽痛者，加桔梗 3 克；利止脉不出者，去桔梗，加人参 6 克。

【方论精粹】

1. 罗美《古今名医方论》：“仲景真武汤一方，于水中补火；四逆与通脉四逆二方，是于水中温土。二方用药无异，分两不同，主治又别。所以然者，前方脉沉为阳气不鼓，四逆为阳微不周，然真阳未尽亡也。君以炙草之甘温，温养微阳；臣以干姜、附子之辛温，通关节，走四肢。此因内阳微而外寒甚，故制为阳气外达之剂。后方里寒外热，浑是肾中阴寒逼阳于外，故君以干姜，树帜中宫；臣以国老，主持中外；更以附子，大壮元阳，共招外热，返之于内。盖此时生气已离，存亡俄顷，若以柔缓之甘草为君，何能疾呼外阳？故易以干姜，然必加甘草与干姜等分者，恐丧亡之余，姜、附子之猛，不能安养夫元气，所谓有制之师也。阳微于里，主以四逆；阳格于外，主以通脉。脉若内外俱寒，则又为附子汤证，而非二方所主矣。其加减法内，面色赤者加葱，后人遂以葱白为通脉四逆，不知阳亡于外，更用葱以助其散，则气从汗出，而阳无由内返也，岂不误耶！盖白通立名，因下利脉微，用葱白以通上下之阳；此里寒外热，用通脉以通内外之阳，故主方不用葱也。宜详辨之。”

2. 王子接《绛雪园古方选注》：“通脉四逆，少阴格阳，面赤，阳越欲亡，急用干姜、生附夺门而入，驱散阴霾，甘草监制姜、附烈性，留顿中宫，扶持太和元气，籍葱白入营通脉，庶可迎阳内返。推仲景之心，只取其脉通阳返，了无余义矣。至于腹痛加芍药，呕加生姜，咽痛加桔梗，利不止加人参，或涉太阴，或干阳明，或阴火僭上，或谷气不得，非格阳证中所必有者也，故仲景不列药品于主方之内，学者所当详审。”

四逆散

【方歌】

四逆散里用柴胡，芍药枳实甘草须，
此是阳郁成厥逆，疏肝理脾奏效奇。

【方源】《伤寒论·辨少阴病脉证并治》："少阴病，四逆，其人或咳，或悸，或小便不利，或腹中痛，或泄利下重者，四逆散主之。"

【组成】炙甘草、枳实（破，水渍，炙干）、柴胡、白芍各6克。

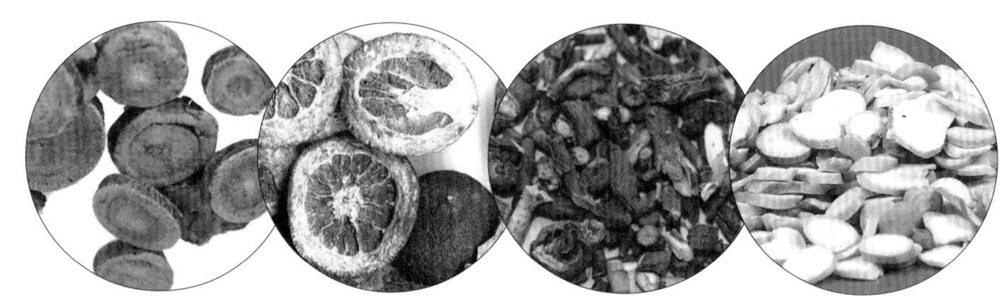

【用法】上四味，捣筛，白饮和服方寸匕，日3服（现代用法：水煎服）。

【功用】透邪解郁，疏肝理脾。

【主治】1. 阳郁厥逆证。手足不温，或腹痛，或泄利下重，脉弦。

2. 肝脾气郁证。胁肋胀闷，脘腹疼痛，脉弦。

【方义方解】四逆者，乃手足不温也。其证缘于外邪传经入里，气机为之郁遏，不得疏泄，导致阳气内郁，不能达于四末，而见手足不温。此种"四逆"与阳衰阴盛的四肢厥逆有本质区别。正如李中梓云："此证虽云四逆，必不甚冷，或指头微温，或脉不沉微，乃阴中涵阳之证，唯气不宣通，是为逆冷。"故治宜透邪解郁，调畅气机为法。

方中取柴胡入肝胆经升发阳气，疏肝解郁，透邪外出，为君药。白芍敛阴养血柔肝为臣，与柴胡合用，以补养肝血，条达肝气，可使柴胡升散而无耗伤阴血之弊。佐以枳实理气解郁，泄热破结，与柴胡为伍，一升一降，加强舒畅气机之功，并奏升清降浊之效；与白芍相配，又能理气和血，使气血调和。使以甘草，调和诸药，益脾和中。综合四药，共奏透邪解郁、疏肝理脾之效，使邪去郁解，气血调畅，清阳得伸，四逆自愈。原方用白饮（米汤）和服，亦取中气和则阴阳之气自相顺接之意。由于本方有疏肝理脾之功，所以后世常以本方加减治疗肝脾气郁所致胁肋脘腹疼痛诸症。

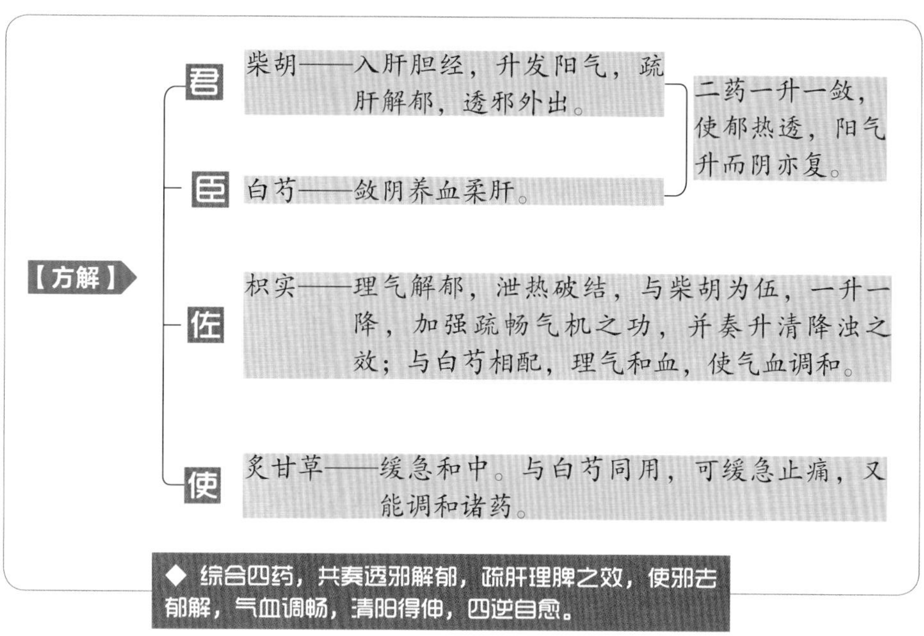

【运用】

1. **辨证要点**　本方原治阳郁厥逆证，后世多用作疏肝理脾的基础方。临床应用以手足不温或胁肋脘腹疼痛、脉弦为辨证要点。

2. **加减变化**　悸者，加桂枝以温心阳；小便不利者，加茯苓以利小便；咳者，加干姜、五味子以温肺散寒止咳；有热者，加栀子以清内热；腹中痛者，加炮附子以散里寒；泄利下重者，加薤白以通阳散结；气郁甚者，加郁金、香附以理气解郁。

3. **现代运用**　本方常用于胆囊炎、慢性肝炎、胆石症、胆道蛔虫症、肋间神经痛、胃炎、胃溃疡、胃肠神经官能症、附件炎、输卵管阻塞、急性乳腺炎等属肝胆气郁、肝脾（或胆胃）不和者。

【方论精粹】

1. 张璐《张氏医通》："凡病各有真假，真者易见，假者难辨，差之毫厘，迥乎冰炭。试以伤寒之厥逆辨之，其始病便见者为直中寒厥，五六日热除而见者为传经热厥，寒厥真而热厥假也。热厥之治，惟四逆散得之。细推其邪，从阳入阴，必由少阳而达，亦无不由太阴，竟入少阴之理，故首推柴胡为来路之引经，亦籍以为去路之向导；用枳实者，扫除中道，以修整正气复回之路也。夫阴为阳扰，阳被阴埋，舍和别无良法。故又需芍药以和其营，甘草以和其胃，胃气和而真阳敷布，假证愈而厥逆自除。"

2. 王旭高《王旭高医书六种退思集类方歌注》："小柴胡汤，少阳枢机之剂也；四逆散，少阴枢机之剂也。少阴为三阴之枢，犹少阳为三阳之枢也。此四逆散与小柴胡制方之义略同，特以枢有阴阳之异，故用药亦分气血之殊，而其辅正逐邪，和解表里，则两方如一方也。盖彼用黄芩泻肺热，恐金胜木也；此用枳实泄脾实，恐土胜水也。彼用人参补脾气，恐少阳之邪传入于太阴也；此用芍药益肝阴，恐少阴之邪传入于厥阴也。而枢机为病，必以和解，故柴胡、甘草在所不矣。"

3. 唐容川《血证论》："四肢厥冷，谓之四逆。仲景四逆汤，皆用温药，乃以热治寒之正法。至四逆散，则纯用清疏平和之品，亦能治四肢厥冷，何也？盖虚寒固有四逆，亦有热遏于内，不得四达，而亦四逆者。实热内伏，热深厥亦深，非芩、连、大黄不克；虚热内扰，非玉烛散、玉女煎不退；若是腠理不和，遏其阳气，则但用四逆散。枳壳、甘草解土中之郁，而白芍以调其内，柴胡以达于外，斯气畅而四肢通，自不冷厥矣。此方与小柴胡转输外达相似，又疏平肝气，和降胃气之通剂，借用处尤多。"

4. 程门雪《书种室歌诀二种》："《伤寒论》少阴篇之四逆散，据其方药，非少阴证主治，应列于厥阴篇内，方始切合……其所主治之'四逆'，既非亡阳，亦非热深厥深，应是邪热郁结不舒。虽症见手足逆冷，脉沉细紧，不得谓之阴证。其辨证关键，应是大便硬，或泄利下重；其次是身无汗或但头汗出。所谓'阳气一郁，不但阳证似阴，阳脉亦似阴也'。"

乌梅丸

【方歌】

乌梅丸中细辛桂，参附椒柏姜连归。
蛔厥久痢皆可治，安蛔止痛次方珍，

【方源】《伤寒论·辨厥阴病脉证并治》："蛔厥者，其人当吐蛔。今病者静而复时烦者，此为脏寒。蛔上入其膈，故烦，须臾复止，得食而呕，又烦者，蛔闻食臭出，其人常自吐蛔。蛔厥者，乌梅丸主之。又主久利。"

【组成】乌梅、黄连各480克，干姜300克，细辛、黄柏、附子、人参、桂枝各180克，蜀椒、当归各120克。

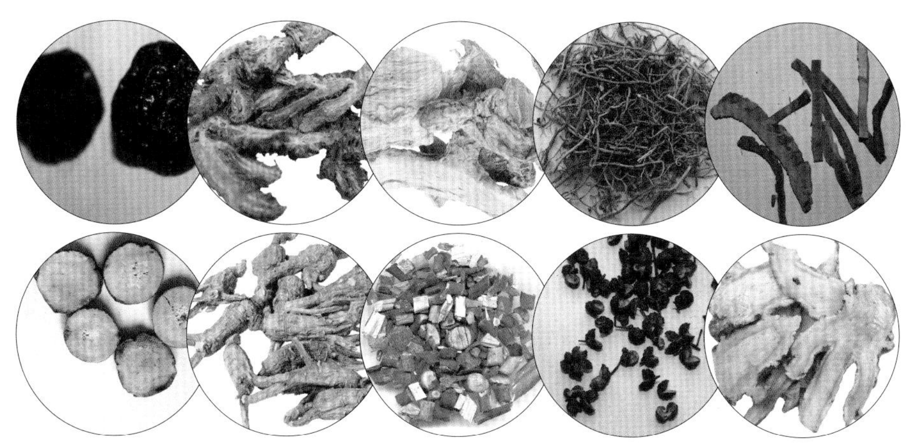

【用法】上十味，异捣筛，合治之。以苦酒渍乌梅一宿，去核，蒸之五斗米下，饭熟，捣成泥，和药令相得，内臼中，与蜜杵二千下，丸如梧桐子大，每服十丸，食前以饮送下，日3服，稍加至二十丸。禁生冷、滑物、臭食等（现代用法：乌梅用50%醋浸一宿，去核捣烂，和入余药捣匀，烘干或晒干，研末，加蜜制丸，每服9克，日服2～3次，空腹温开水送下；亦可作汤剂，水煎服，用量按原方比例酌减）。

【功用】 温脏安蛔。

【主治】 脏寒蛔厥证。脘腹阵痛，烦闷呕吐，时发时止，得食则吐，甚则吐蛔，手足厥冷；或久泻久痢。

【方义方解】 蛔厥之证，是因患者素有蛔虫，复由肠道虚寒，蛔虫上扰所致。蛔虫本喜温而恶寒，故有“遇寒则动，得温则安”之说。蛔虫寄生于肠中，其性喜钻窜上扰。若肠道虚寒，则不利于蛔虫生存而扰动不安，故脘腹阵痛、烦闷呕吐，甚则吐蛔；由于蛔虫起伏无时，虫动则发，虫伏则止，故腹痛与呕吐时发时止；痛甚气机逆乱，阴阳之气不相顺接，则四肢厥冷，发为蛔厥。本证既有虚寒的一面，又有虫扰气逆化热的一面，针对寒热错杂、蛔虫上扰的病机，治宜寒热并调、温脏安蛔之法。柯琴说“蛔得酸则静，得辛则伏，得苦则下”。

方中重用味酸之乌梅，取其酸能安蛔，使蛔静则痛止，为君药。蛔动因于肠寒，蜀椒、细辛辛温，辛可伏蛔，温可祛寒，共为臣药。黄连、黄柏性味苦寒，苦能下蛔，寒能清解因蛔虫上扰、气机逆乱所生之热；附子、桂枝、干姜皆为辛热之品，既可增强温脏祛寒之功，亦有辛可制蛔之力；当归、人参补养气血，且合桂枝以养血通脉，以解四肢厥冷，均为佐药。以蜜为丸，甘缓和中，为使药。本方的配伍特点：一是酸苦辛并进，使“蛔得酸则静，得辛则伏，得苦则下”；二是寒热并用，邪正兼顾。

【运用】

辨证要点 本方对寒热错杂、正虚邪实之蛔厥证，确有良效。临床以腹痛时作、烦闷呕吐、常自吐蛔、手足厥冷为辨证要点。

【方论精粹】

柯琴《伤寒来苏集》：“仲景此方，本为厥阴诸证立法，叔和编于吐蛔条下，令人不知有厥阴之主方。观其用药，与诸证符合，岂只吐蛔一证耶？……蛔得酸则静，得辛则伏，得苦则下。杀虫之方，无更出其右者。久利则虚，调其寒热，扶其正气，酸以收之，其利自止。”

当归四逆汤

【方歌】

当归四逆桂芍枣，细辛甘草与通草，
血虚肝寒手足冷，煎服此方乐陶陶。

【方源】《伤寒论·辨厥阴病脉证并治》：“手足厥寒，脉细欲绝者，当归四逆汤主之。”

【释名】以本方主药当归及主治症血虚寒客之四肢厥逆而命名。

【组成】当归、桂枝（去皮）、白芍各 9 克，细辛 3 克，炙甘草、通草各 6 克，大枣 5 枚。

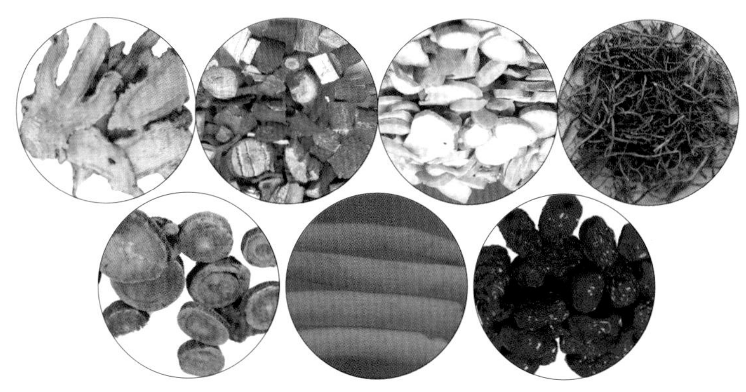

【用法】上药以水 800 毫升，煮取 300 毫升，去滓，分 2 次温服。

【功用】温经散寒，养血通脉。

【主治】血虚寒厥证。手足厥寒，或腰、股、腿、足、肩臂疼痛，口不渴，舌淡苔白，脉沉细或细而欲绝。

【方义方解】本方证由营血虚弱、寒凝经脉、血行不利所致。素体血虚而又经脉受寒，寒邪凝滞，血行不利，阳气不能达于四肢末端，营血不能充盈血脉，遂呈手足厥寒、脉细欲绝。此手足厥寒只是指掌至腕、踝不温，与四肢厥逆有别。治当温经散寒，养血通脉。

本方以桂枝汤去生姜，倍大枣，加当归、通草、细辛组成。方中当归甘温，养血和血；桂枝辛温，温经散寒，温通血脉，为君药。细辛温经散寒，助桂枝温通血脉；白芍养血和营，助当归补益营血，共为臣药。通草通经脉，以畅血行；大枣、甘草，益气健脾养血，共为佐药。重用大枣，既合归、芍以补营血，又防桂枝、细辛燥烈太过，伤及阴血。甘草兼调药性而为使药。全方共奏温经散寒，养血通脉之效。

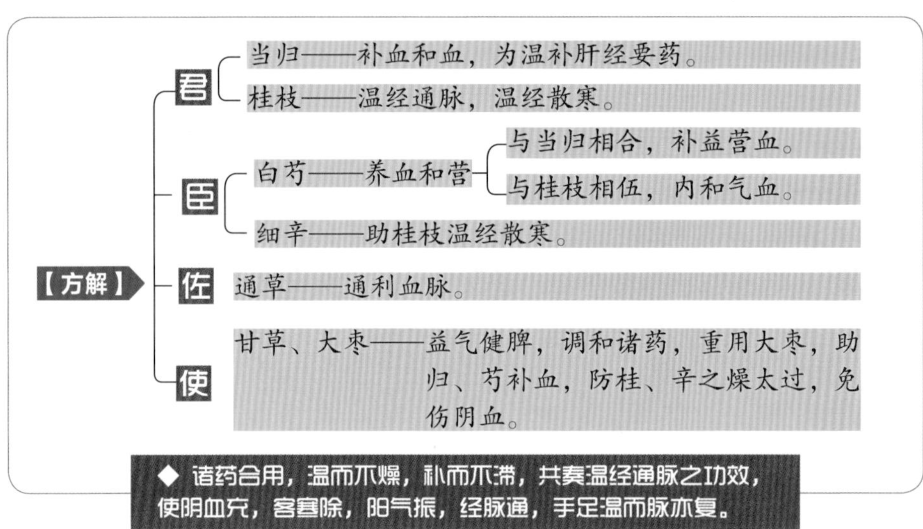

【运用】

1. **辨证要点** 本方为素体血虚、经脉寒凝所致之证而设。以手足厥冷、舌淡苔薄白、脉沉细欲绝为辨证要点。

2. **加减变化** 兼见干呕吐涎，宜加生姜、吴茱萸以温中降逆；寒疝，睾丸掣痛，痛引少腹，亦可加小茴香、良姜、乌药、香附等暖脾理气止痛之品。

3. **现代运用** 本方常用于冻疮、雷诺病或雷诺现象、血栓闭塞性脉管炎、小儿下肢麻痹及妇女痛经等属血虚寒凝者。

【方论精粹】

许宏《金镜内台方议》："阴血内虚，则不能荣于脉；阳气外虚，则不能温于四末，故手足厥寒、脉细欲绝也。故用当归为君，以补血；以芍药为臣，辅之而养营气；以桂枝、细辛之苦，以散寒温气为佐；以大枣、甘草之甘为使，而益其中，补其不足；以通草之淡，而通行其脉道与厥也。"

麻黄升麻汤

【方歌】

麻黄升麻桂芍姜，知膏天冬苓术黄，
归蕤炙草十四味，寒热并用和阴阳。

【方源】《伤寒论•辨厥阴病脉证并治》:“伤寒六七日，大下后，寸脉沉而迟，手足厥逆，下部脉不至，咽喉不利，唾脓血，泄利不止者，为难治，麻黄升麻汤主之。”

【组成】麻黄（去节）7.5 克，升麻、当归各 3.5 克，知母、黄芩各 2.5 克，玉竹（一作菖蒲）、石膏（碎，绵裹）各 3 克，白芍、天冬（去心）、桂枝（去皮）、茯苓、炙甘草、白术、干姜各 2 克。

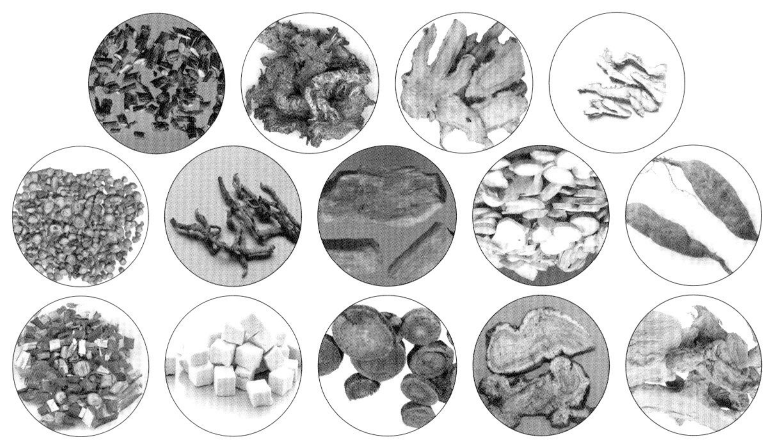

【用法】用水 2 升，先煮麻黄一二沸，去上沫，入余药，煮取 600 毫升，去滓，分 3 次温服，每次相隔约 1 ～ 2 小时。汗出愈。

【功用】发越肝阳，温暖脾阳。

【主治】与脾寒阳虚证相兼手足厥逆，咽喉不利，唾脓血，泄利不止，或口干，口渴，四肢困乏，寸脉沉迟，尺脉不至。

【方义方解】肝阳郁不能疏达，脾寒阳气不温，则手足厥逆；阳郁化热而斥于咽，则咽喉不利；热灼脉络，则唾脓血；脾虚不能运化，则泄利不止；

热伤阴津，则口干，口渴；气虚不能温养，则四肢困乏；寸脉沉迟，尺脉不至均为肝郁脾寒之征。其治当发越肝阳，温暖脾阳。

方中重用麻黄发越郁阳；升麻升发阳气；石膏清热，并制约温热药发越太过；当归益肝血，活血脉；白芍养肝阴，补肝体；知母清肝热，养阴津；黄芩清解郁热；玉竹滋肝阴；天冬养肝阴；白术健脾益气，化生阴血；干姜温脾散寒；茯苓渗湿健脾益气；桂枝温补阳气；甘草益气和中。

【运用】

1. **辨证要点**　本方以下利、手足不温、咽干、舌质淡或偏红、苔薄白或黄白相间、脉沉迟为辨证要点。

2. **加减变化**　唾脓血明显者，加小蓟、白茅根以清热凉血止血；口苦者，加黄柏、黄连以清热泻火。

3. **现代运用**　本方可用于治疗西医临床中的慢性胃炎、慢性肝炎、慢性溃疡性结肠炎等，还可辅助治疗肺脓疡、支气管炎、绝经期综合征等。

4. **使用注意**　瘀血证、痰湿证慎用本方。

【方论精粹】

柯琴《伤寒来苏集》："六经方中，有不出于仲景者。合于仲景，则亦仲景而已矣。若此汤其大谬者也。伤寒六七日，大下后，寸脉沉而迟。夫寸为阳，主上焦，沉而迟，是无阳矣。沉为在里，则不当发汗；迟为脏寒，则不当清火。且下部脉不至，手足厥冷，泄利不止，是下焦之元阳已脱，又咽喉不利吐脓血，是上焦之虚阳无根据而将亡，故扰乱也。如用参、附以回阳，而阳不可回，故曰难治，则仲景不立方治也明矣。此用麻黄、升麻、桂枝以散之，汇集知母、天冬、黄芩、芍药、石膏等大寒之品以清之，以治阳实之法，治亡阳之症，是速其阳之毙也。安可望其汗出而愈哉！用干姜一味之温，苓、术、甘、归之补，取玉竹以代人参，是犹攻金城高垒，而用老弱之师也。且用药至十四味，犹广罗原野，冀获一兔，与防风通圣等方，同为粗工侥幸之符也。谓东垣用药多多益善者，是不论脉病之合否，而殆为妄谈欤！"

干姜黄芩黄连人参汤

【方歌】

干姜连芩人参汤，胃热脾寒用之良，
寒格食入口即吐，清胃温脾功效彰。

【方源】 《伤寒论·辨厥阴病脉证并治》：“伤寒本自寒下，医复吐下之，寒格更逆吐下，若食入口即吐，干姜黄芩黄连人参汤主之。”

【组成】 干姜、黄芩、黄连、人参各 6 克。

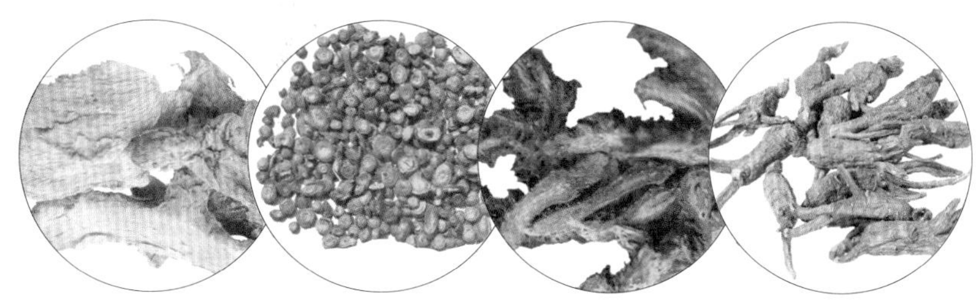

【用法】 上药四味，以水 900 毫升，煮取 300 毫升，去滓，分 2 次温服。

【功用】 苦寒清热，甘温益阳。

【主治】 呕吐，食入口即吐，胃脘灼热，口苦，口干，大便溏或下利或泻下不消化食物，舌红，苔黄或腻，脉数或紧。

【方义方解】 方中干姜辛温散寒，解脾胃凝聚之阴寒，促脾为胃敷布津液；黄芩、黄连泄热燥湿，除胃中积热；人参扶助正气。四药合为健脾益气，温中散寒，泄热除痞，平衡阴阳，恢复脾胃受纳腐熟、运化转输功能之良方。

【运用】

1. **辨证要点** 本方以呕吐或食入口即吐、胃脘灼热、口苦、口干、大便溏或下利、舌质红、苔黄或腻为辨证要点。

2. **加减变化** 胃热明显者，黄芩、黄连加量以清泻胃热；脾寒明显者，加桂枝、附子以温壮阳气散寒；气虚明显者，加山药、白术以益气健脾；呕吐者，加陈皮、半夏、竹茹以降逆止呕。

3. 现代运用 本方可用于治疗西医临床中的急慢性胃炎、慢性结肠炎、食管炎、慢性肝炎、慢性胆囊炎等，还可辅助治疗心肌炎、心肌缺血、肋间神经痛、慢性肾炎等。

4. 使用注意 脾胃阴虚证慎用本方。

【方论精粹】

1. 吴昆《医方考》："不当吐下而吐下之，故曰误吐下。如用栀子、瓜蒂之类以吐，又用承气之类以下，其性皆寒，误用之，则损中气。中气既虚且寒，便恶谷气，故食入口即吐。入口即吐者，犹未下咽之谓也。用干姜之辛热，所以散寒；用人参之甘温，所以补虚；复用芩、连之寒苦者，所以假之从寒而通格也。经曰：'有假其气，则无禁也'，正此之谓。自非深得经旨，故能通其变耶？"

2. 吴谦等《医宗金鉴》："张锡驹曰：'此言发汗而伤其脾气也。'脾主腹，故腹满为太阴主病。发汗后而腹胀满，则知其人脾气素虚，今脾气愈虚，则不能转输，浊气不降，清气不升，而胀满作矣。"

黄芩

药材档案

别名：山茶根、黄芩茶、土金茶根。

来源：本品为唇形科多年生草本植物黄芩的根。

性味归经：苦，寒。归肺、胃、胆、大肠、小肠经。

功能主治：清热燥湿，泻火解毒，安胎，止血。用于湿温、暑湿，胸闷呕恶，湿热痞满，泻痢，黄疸，肺热咳嗽，高热烦渴，血热吐衄，痈肿疮毒，胎动不安。

用量用法：内服：3～10克，煎服。清热多生用，安胎多炒用，止血多炒炭用，清上焦热多酒炒用。子芩偏泻大肠火，清下焦湿热；枯芩偏泻肺火，清上焦热。

白头翁汤

【方歌】

白头翁治热毒痢，黄连黄柏佐秦皮，
清热解毒并凉血，赤多白少脓血医。

【方源】《伤寒论·辨厥阴病脉证并治》:“热利下重者，白头翁汤主之。”“下利欲饮水者，以有热故也，白头翁汤主之。”

【组成】白头翁 15 克，黄柏、秦皮各 12 克，黄连 6 克。

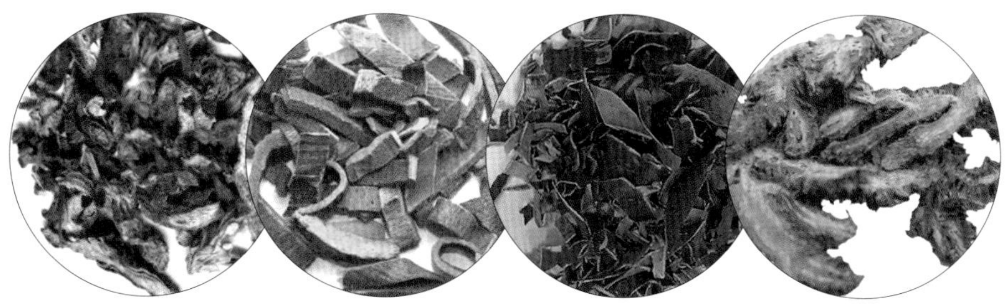

【用法】上药四味，以水 7 升，煮取 2 升，去滓，温服 1 升，不愈再服 1 升。

【功用】清热解毒，凉血止痢。

【主治】热毒痢疾。腹痛，里急后重，肛门灼热，下痢脓血，赤多白少，渴欲饮水，舌红苔黄，脉弦数。

【方义方解】本方证是因热毒深陷血分、下迫大肠所致。热毒熏灼肠胃气血，化为脓血，而见下痢脓血、赤多白少;热毒阻滞气机则腹痛里急后重;渴欲饮水，舌红苔黄，脉弦数皆为热邪内盛之象。治宜清热解毒，凉血止痢，俾热毒解，则痢止而后重自除。

故方用苦寒而入血分的白头翁为君，清热解毒，凉血止痢。黄连苦寒，泻火解毒，燥湿厚肠，为治痢要药;黄柏清下焦湿热，两药共助君药清热解毒，尤能燥湿止痢，共为臣药。秦皮苦涩而寒，清热解毒而兼以收涩止痢，为佐使药。

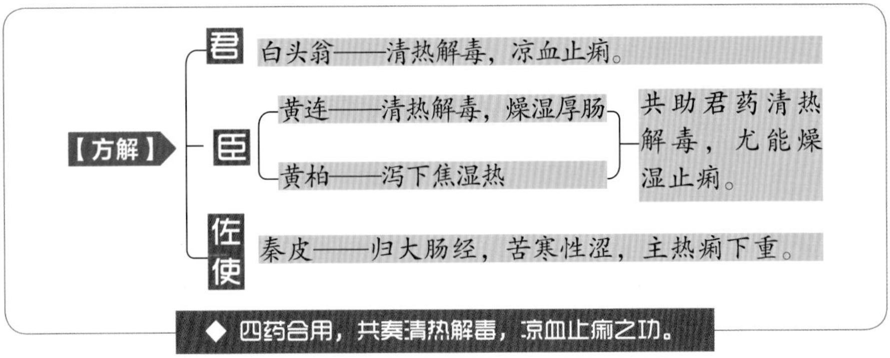

【方解】
- 君：白头翁——清热解毒，凉血止痢。
- 臣：黄连——清热解毒，燥湿厚肠；黄柏——泻下焦湿热。共助君药清热解毒，尤能燥湿止痢。
- 佐使：秦皮——归大肠经，苦寒性涩，主热痢下重。

◆ 四药合用，共奏清热解毒，凉血止痢之功。

【运用】

1. 辨证要点 本方为治热毒血痢的主方。以腹痛、里急后重、便下脓血、舌红苔黄、脉数为辨证要点。

2. 加减变化 里急后重较甚，加槟榔、木香、枳壳以调气；外有表邪、恶寒发热者，加连翘、葛根、金银花以透表解热；夹有食滞者，加枳实、焦山楂以消食导滞；脓血多者，加牡丹皮、赤芍、地榆以凉血和血；用于阿米巴痢疾，配合吞服鸦胆子（桂圆肉包裹），疗效更佳。

3. 现代运用 细菌性痢疾、阿米巴痢疾、急性坏死性肠炎、溃疡性结肠炎、急性结肠炎等属热毒壅盛者，均可用本方加减治疗。

【方论精粹】

1. 许宏《金镜内台方议》："大利后，津液少，热气不散，则广肠燥涩而下重也。下重者，欲下不出之意，今此厥阴条中所载，热利下重，渴而欲饮水者，乃阴虚生热之盛也，亦必用苦寒之剂治之方已，非可作阴虚而用温剂也。故用白头翁为君，黄连为臣，黄柏为佐，秦皮为使。以此四味寒苦之剂，而治下利之症者，知其热盛于内，苦以泄之也。"

2. 汪昂《医方集解》："此足阳明、少阴、厥阴药也。白头翁苦寒能入阳明血分，而凉血止澼；秦皮苦寒性涩，能凉肝益肾而固下焦；黄连凉心清肝，黄柏泻火补水，并能燥湿止痢而厚肠，取寒能胜热，苦能坚肾，涩能断下也。"

当归四逆加吴茱萸生姜汤

【方歌】

当归四逆桂枝芍，细辛甘草木通枣，
内有大寒加姜茱，养血通络寒逆消。

【方源】 《伤寒论·辨厥阴病脉证并治》："手足厥寒，脉细欲绝者，当归四逆汤主之。若其人内有久寒者，宜当归四逆加吴茱萸生姜汤。"

【组成】 当归、白芍、桂枝（去皮）各9克，炙甘草6克，通草3克，细辛1.5克，生姜（切）15克，吴茱萸5克，大枣（擘）5枚。

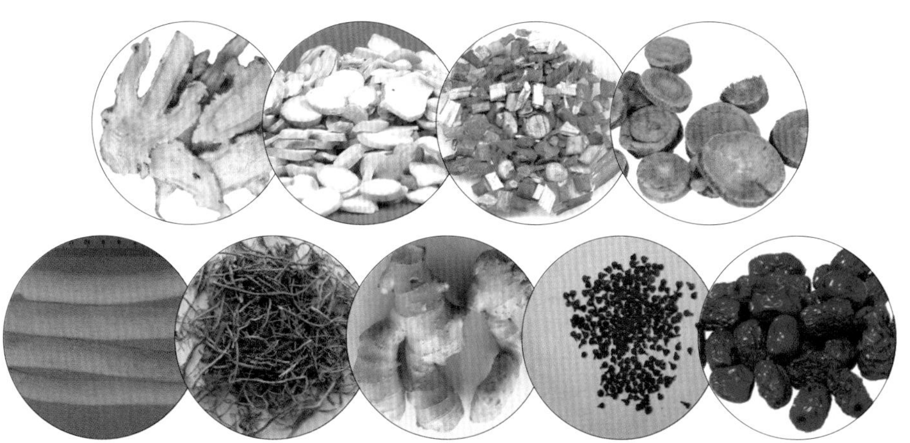

【用法】 以水400毫升，清酒400毫升，煮取300毫升，去滓，分2次温服。

【功用】 养血通络，散寒降逆。

【主治】 素体血虚，内有久寒，又复外受寒邪，手足厥逆，舌淡苔白，脉细欲绝，或兼见头顶痛，干呕，吐涎者。

【方义方解】 当归四逆汤治血虚寒凝，温经通脉；再加吴茱萸、生姜辛苦而降，温中散寒，以暖肝胃，降逆止呕，而治小腹疼痛。

【运用】

1. **辨证要点** 本方用于血虚寒厥证，临床应用以手足厥寒，或腰、股、腿、足、肩臂疼痛，口不渴，舌淡苔白，脉沉细或细而欲绝为辨证要点。

2. **加减变化** 腰、股、腿、足疼痛属血虚寒凝者，加续断、牛膝、鸡血藤、木瓜等以活血祛瘀；若兼有水饮呕逆者，加吴茱萸、生姜；若妇女经期腹痛，及男子寒疝、睾丸掣痛、牵引少腹冷痛、肢冷脉弦者，可加乌药、茴香、良姜、香附等以理气止痛。

3. **现代运用** 防治冻疮，并可改善冻疮体质。

【方论精粹】

1. 张璐《千金方衍义》："阳邪传入厥阴而厥寒，脉沉细欲厥与直中阴寒之治截然两途。直中阴寒用姜附四逆以回阳，唯恐药之不力而变虚阳发露，陷阴之邪用当归四逆以通阳，仍须桂枝汤，但去生姜加当归助芍药以和营，细辛、通草助桂枝提出阳分，使阳邪仍以阳解。其去生姜者，恐其性暴，不待气味入阴，便从太阳开发也。在霍乱则不然，专取生姜、吴茱萸速破逆上之厥气，则阳通脉复。盖回阳用干姜、通阳用生姜，一定不易之法。"

2. 王子接《绛雪园古方选注》："厥阴四逆，证有属络虚不能贯于四末而为厥者，当用归、芍以和营血。若久有内寒者，无阳化阴，不用姜、附者，恐燥劫阴气，变出涸津亡液之证，只加吴茱萸从上达下，生姜从内发表，再以清酒和之，何患阴阳不和，四肢不温耶？"

3. 尤怡《伤寒贯珠集》："手足厥寒，脉微欲绝者，阳之虚也，宜四逆辈。脉细欲绝者，血虚不能温于四末，并不能荣于脉中也。夫脉为血之府，而阳为阴之先，故欲续其脉，必益其血，欲益其血，必温其经。方用当归、芍药之润以滋之；甘草、大枣之甘以养之；桂枝、细辛之温以行之；而尤藉通草之入经通脉，以续其绝而止其厥。若其人内有久寒者，必加吴茱萸、生姜之辛以散之，而尤藉清酒之濡经浃脉，以散其久忧之寒也。"

理中丸

【方歌】

理中丸主理中乡，甘草人参术干姜，
呕痢腹痛阴寒盛，或加附子总扶阳。

【方源】《伤寒论·辨霍乱病脉证并治》：“霍乱，头痛发热，身疼痛，热多欲饮水者，五苓散主之；寒多不用水者，理中丸主之。”

《伤寒论·辨阴阳易差后劳复病脉证并治》：“大病瘥后，喜唾，久不了了，胸上有寒，当以丸药温之，宜理中丸。”

【组成】人参、干姜、炙甘草、白术各 90 克。

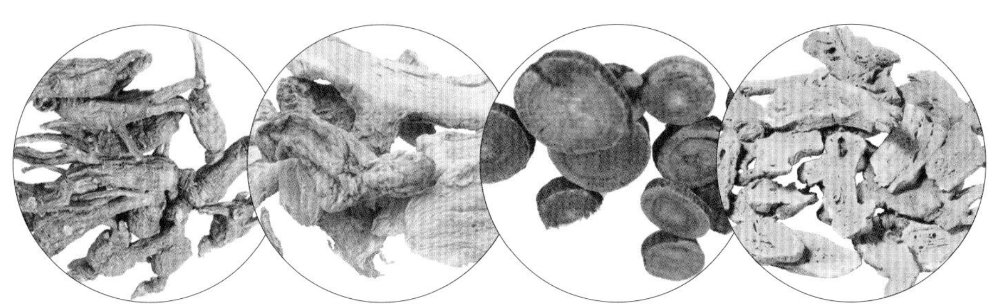

【用法】上四味，捣筛，蜜和为丸，如鸡子黄许大 [9 克]。以沸汤数合，和一丸，研碎，温服之，日三四服，夜二服。腹中未热，益至三四丸，然不及汤。汤法：以四物依两数切，用水 8 升，煮取 3 升，去滓，温服 1 升，日 3 服。服汤后，如食顷，饮热粥 1 升许，微自温，勿发揭衣被（现代用法：上药共研细末，炼蜜为丸，重 9 克，每次 1 丸，温开水送服，每日 2 ～ 3 次。或作汤剂，水煎服，用量按原方比例酌减）。

【功用】温中祛寒，补气健脾。

【主治】1. 脾胃虚寒证。脘腹绵绵作痛，喜温喜按，呕吐，大便稀溏，脘痞食少，畏寒肢冷，口不渴，舌淡苔白润，脉沉细或沉迟无力。

2. 阳虚失血证。便血、吐血、衄血或崩漏等，血色暗淡，质清稀。

3. 脾胃虚寒所致的胸痹；或病后多涎唾；或小儿慢惊等。

【方义方解】 本方所治诸证皆由脾胃虚寒、升降失常所致。本方证治广泛，但总属脾胃虚寒。一则失于温煦，症见脘腹疼痛，喜温喜按，畏寒肢冷或胸痹证；二则运化失常，症见腹满食少；三则升降失常，症见呕吐下利；四则摄纳无权，症见阳虚失血，或病后喜垂涎沫等。舌淡苔白润，口不渴，脉沉细或沉迟无力皆为虚寒之象。治宜温中祛寒，补气健脾。

方中以干姜为君，大辛大热，温中祛寒，扶阳抑阴，为振奋脾阳之要药。以人参之补，益气健脾，以复运化，为臣药。君臣相配，温养中焦脾胃阳气，以复运化、统摄、升降之能。以白术之燥，健脾燥湿，防脾虚生湿，为佐药。以炙甘草之和，益气和中，为使药。四药相配，一温一补一燥，使脾胃阳气振奋，寒邪祛除，则运化升降功能恢复，诸证自愈。本方在《金匮要略》中作汤剂，称“人参汤”。理中丸方后亦有“然不及汤”四字。盖汤剂较丸剂作用力强而迅速，临床可视病情之缓急酌定使用剂型。

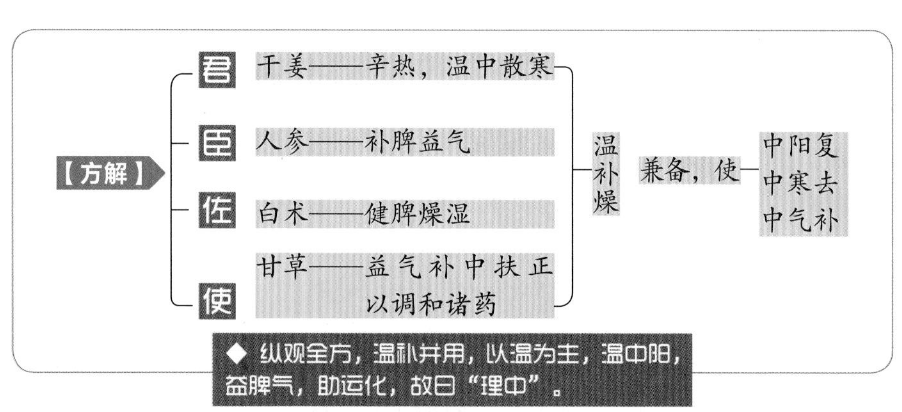

【应用】

1. 辨证要点 本方是治疗中焦脾胃虚寒证的基础方。临床应用以脘腹绵绵作痛、呕吐便溏、畏寒肢冷、舌淡、苔白、脉沉细为辨证要点。

2. 加减变化 下利甚者，可加白扁豆、茯苓健脾渗湿止泻；呕吐甚者，可加半夏、生姜降逆和胃止呕；虚寒甚者，可加肉桂、附子以增强温阳祛寒的功效；阳虚失血者，可将干姜易为炮姜，加艾叶、灶心土温涩止血；胸痹，可加桂枝、薤白、枳实振奋胸阳，舒畅气机。

3. 现代运用 本方常用于急慢性胃肠炎、胃及十二指肠溃疡、胃下垂、胃痉挛、胃扩张、慢性结肠炎等属脾胃虚寒者。

4. 使用注意 湿热内蕴中焦或脾胃阴虚者禁用。

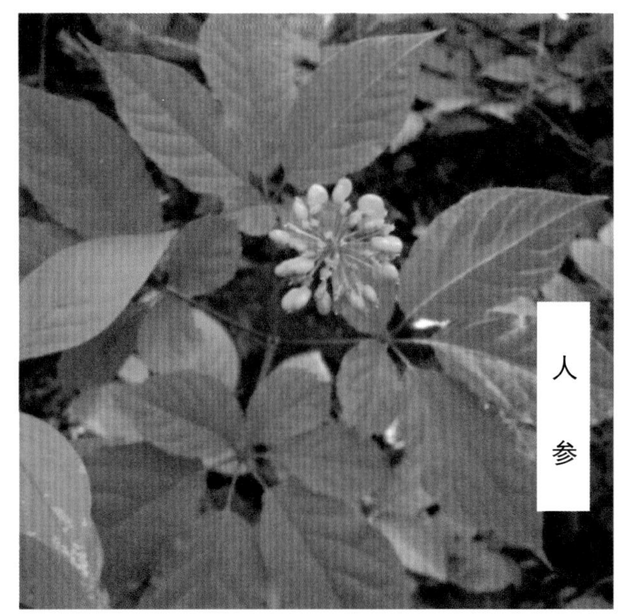
人参

【方论精粹】

1. 吴昆《医方考》："太阴者，脾也，自利渴者为热，不渴者为寒。脾喜温而恶寒，寒多故令呕。寒者，肃杀之气，故令腹痛。便溏者，后便如鸭之溏，亦是虚寒所致。霍乱者，邪在中焦，令人上吐下泻，手足挥霍而目缭乱也。霍乱有阴阳二证，此则由寒而致故耳。病因于寒，故用干姜之温；邪之所凑，其气必虚，故用人参、白术、甘草之补。"

2. 张秉成《成方便读》："此脾阳虚而寒邪伤内也。夫脾阳不足，则失其健运之常，因之寒凝湿聚。然必其为太阴寒湿，方可用此方法，否则自利呕痛等症，亦有火邪为患者。故医者当望闻问切四者合参，庶无差之毫厘、谬以千里之失。若表里寒热虚实既分，又当明其病之标本。如以上诸病，虽系寒凝湿聚，皆因脾阳不足而来，则阳衰为本，寒湿为标。是以方中但用参、术、甘草，大补脾元，加炮姜之温中守而不走者，以复其阳和，自然阳长阴消，正旺邪除耳。"

竹叶石膏汤

【方歌】

竹叶石膏汤人参，麦冬半夏甘草临，
再加粳米同煎服，清热益气养阴津。

【方源】《伤寒论·辨阴阳易差后劳复病脉证并治》："伤寒解后，虚羸少气，气逆欲吐，竹叶石膏汤主之。"

【组成】竹叶、麦冬（去心）、粳米各 15 克，石膏 30 克，半夏（洗）9 克，人参、炙甘草各 6 克。

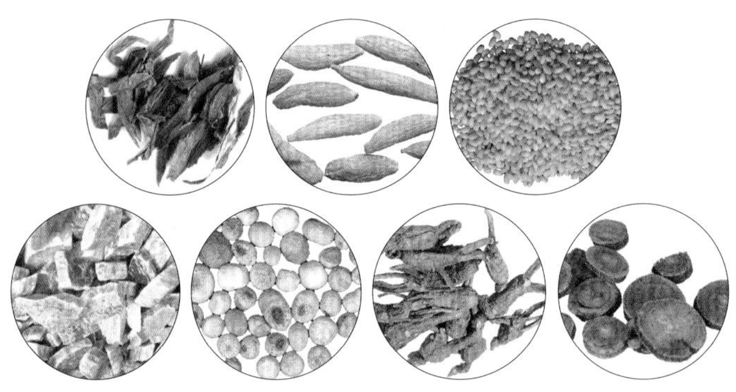

【用法】上七味，用水 1 升，煮取 600 毫升，去滓，纳粳米，煮米熟汤成，去米。分 2 次温服。

【功用】清热生津，益气和胃。

【主治】伤寒、温病、暑病余热未清，气津两伤证。身热多汗，心胸烦闷，气逆欲呕，口干喜饮，或虚烦不寐，舌红苔少，脉虚数。

【方义方解】本证多由热病后期、余热未清、气津两伤、胃气不和所致。治疗以清热生津、益气和胃为主。热病后期，高热虽除，但余热留恋气分，故身热有汗不解，心烦胸闷，脉数；余热内扰，故心胸烦热；气短神疲、脉虚数为气虚的表现。

方中竹叶甘淡而寒，入心、胃经，有清热、泻火、除烦、利尿的作用，可使心、胃之火热通过利尿从小便而出；生石膏辛甘大寒，为清泻肺、胃之火的要药；人参（最好用沙参）、麦冬甘寒，益气养阴生津；半夏和胃降逆止呕；甘草、粳米补益胃气。诸药合用，清而不过，补而不燥，能清泄气阴两虚而致的胃火。

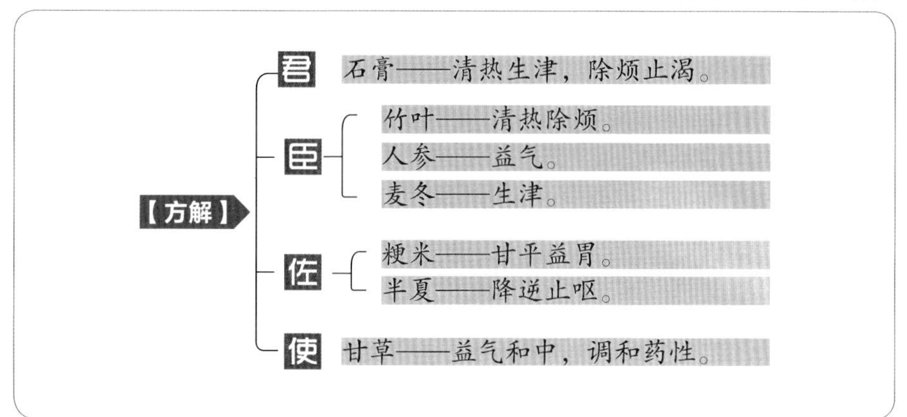

【应用】

1. **辨证要点**　本方为治疗热病后期、余热未清、气阴耗伤的常用方。临床应用以身热多汗、气逆欲呕、烦渴喜饮、舌红少津、脉虚数为辨证要点。

2. **加减变化**　胃火炽盛、消谷善饥、舌红脉数者，可加天花粉、知母以增强清热生津的功效；胃阴不足，胃火上逆，口舌糜烂，舌红而干，可加天花粉、石斛等以清热养阴生津；气分热犹盛，可加黄连、知母以增强清热的功效。

3. **现代运用**　本方常用于流脑后期、夏季热、中暑等属余热未清、气津两伤者。糖尿病的干渴多饮属胃热阴伤者，亦可应用。

4. **使用注意**　本方清凉质润，如内有痰湿或阳虚发热，均应忌用。

【方论精粹】

成无己《注解伤寒论》：“辛甘发散而除热，竹叶、石膏、甘草之甘辛，以发散余热；甘缓脾而益气，麦冬、人参、粳米之甘，以补不足；辛者散也，气逆者欲其散，半夏之辛，以散逆气。”

生姜泻心汤

【方歌】

生姜泻心是良方，胃中不和痞为殃，
噫气下利芩连草，参枣半夏与二姜。

【方源】 《伤寒论·辨太阳病脉证并治》：“伤寒，汗出解之后，胃中不和，心下痞硬，干噫食臭，胁下有水气，腹中雷鸣下利者，生姜泻心汤主之。”

【组成】 生姜（切）12 克，炙甘草、人参、黄芩、半夏（洗）各 9 克，干姜、黄连各 3 克，大枣（擘）12 枚。

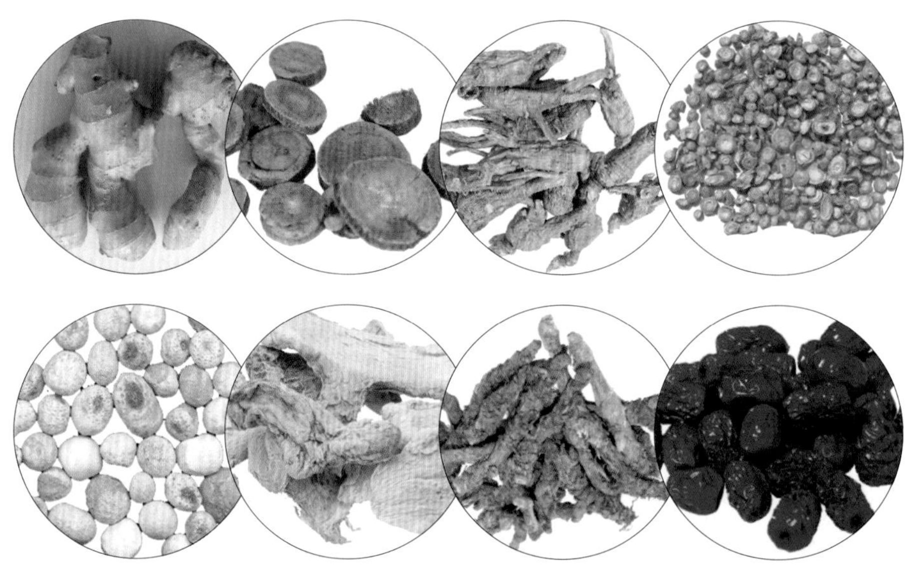

【用法】 上八味，以水 2 升，煮取 1.2 升，去滓，再煎取 600 毫升。每次温服 200 毫升，一日 3 次。

【功用】 和胃消痞，散结除水。

【主治】 治水热互结，胃中不和，心下痞硬，干噫食臭，腹中雷鸣，下利。

【方义方解】 方用黄连、黄芩之苦寒，以泻心胸之痞热；生姜、半夏之辛温，以散胁下之水气；人参、大枣之甘温，以补中州之土虚；干姜之辛温，炙甘草之甘温，以温里寒。芩连必得干姜而痞散，半夏必得生姜而水消，名曰泻心，实以安心，即以和胃也。

【应用】

1. **辨证要点** 以心下痞满、干噫食臭、肠鸣下利为辨证要点。

2. **加减变化** 在使用本方时通常可以加茯苓健脾利水，腹泻明显者还可加车前子利水。

3. **现代运用** 常用于产后下利、咳嗽、带下、腹泻、急慢性肠胃炎、胃扩张、胃癌轻症、胃扭转、肠弛缓、舌肿痛等属于半夏泻心汤但呕吐较为突出者。

【方论精粹】

1. 吕震名《伤寒寻源》："按伤寒成痞，多因误下。此则不因误下而成痞，皆因胃中不和，太阳未尽之余邪，入而与内饮相搏结。阳邪居胃之上口，故心下痞硬，干噫食臭。水邪居胃之下口，故胁下有水气，而腹中雷鸣下利。故君以生姜，两擅散邪逐饮之用，而热之格于上者，用芩、连之苦以泻之；寒之格于下者，用干姜、半夏之温以泻之；复以人参、甘草、大枣和养胃气，使邪不能犯正而痞自解。以痞在心下，故以泻心名，此寒热错杂之邪，故以寒热错杂之药治之，而一一对证，制方之义精矣。"

2. 吴谦等《医宗金鉴·删补名医方论》："伤寒汗出之后，余邪转属阳明，心下痞满硬疼不大便者，此其人胃素燥热。因而成实，攻之可也。今其人平素胃虚，兼胁下有水气，即不误下，余热乘虚入里，结成痞硬不痛。胃虚不能消化水谷，则干噫食臭也。胃中寒热不和，则腹中雷鸣下利也。名生姜泻心汤者，其义重在散水气之痞也。生姜、半夏散胁下之水气；人参、大枣补中州之土虚；干姜、甘草以温里寒；黄芩、黄连以泻痞热。备乎虚水寒热之治，胃中不和下利之痞，未有不愈者也。"

甘草泻心汤

【方歌】

甘草泻心用芩连，干姜半夏参枣全，
心下痞硬下利甚，更治狐惑心热烦。

【方源】 《伤寒论·辨太阳病脉证并治》：“伤寒中风，医反下之，其人下利日数十行，谷不化，腹中雷鸣，心下痞硬而满，干呕心烦不得安。医见心下痞，谓病不尽，复下之，其痞益甚。此非结热，但以胃中虚，客气上逆，故使硬也，甘草泻心汤主之。”

【组成】 炙甘草12克，黄芩、干姜、半夏（洗）各9克，大枣（擘）12枚，黄连3克。

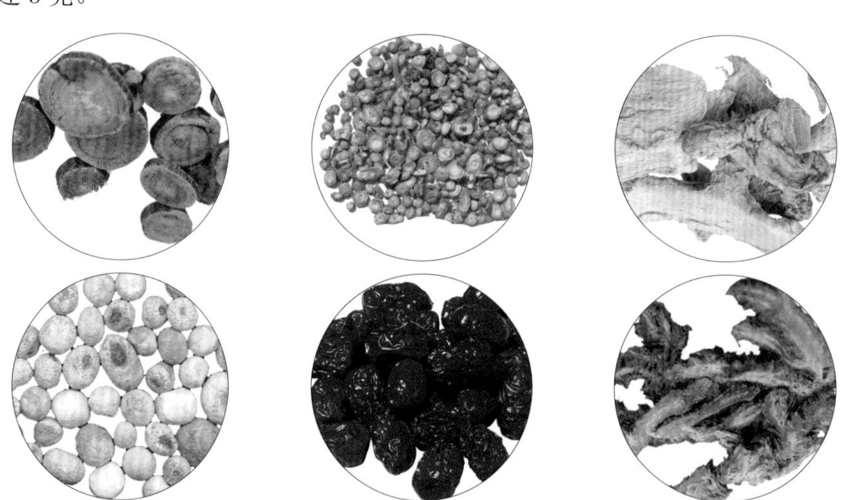

【用法】 上六味，以水2升，煮取1.2升，去滓，再煎取600毫升，温服200毫升，一日3次。

【功用】 益气和胃，消痞止呕。

【主治】 胃气虚弱，气结成痞，下利日数十行，谷不化，腹中雷鸣，心下痞硬而满，干呕心烦不安，苔薄白，脉细弱。

【方义方解】 方中甘草以补中益脾胃，使脾胃之气复职，既生化气血，又主持其功能。黄连、黄芩清热燥湿，使脾胃不为湿热所肆虐。半夏、干姜以宣畅中焦气机，使湿热之邪无内居之机。大枣以补中益气，与甘草相用，以治病扶正祛邪，正气得复，不为邪虐，然则诸症罢。诸药相合，以达苦寒泻邪而不峻，辛温温通而不散正气，甘药补而有序以和中固本。

【应用】

1. **辨证要点** 主要用于治疗伤寒中风表证，而误用攻下，以致胃虚成痞，或脾胃虚弱，痞利俱甚之证。临床应用以气虚无力、脘腹痞闷为其辨证要点。

2. **加减变化** 如见不欲食者，加藿香、佩兰；咽喉溃烂者，加升麻、人中白等；口鼻出气灼热者，加生石膏、知母；湿盛者，加茯苓、米仁等；五心烦热者，加胡黄连；目赤者，加赤芍、龙胆草；白塞氏病之外阴溃疡者，加用《金匮》苦参汤外洗，雄黄散烧熏肛门。

3. **现代运用** 用于以消化道、生殖道、眼睛等黏膜充血、糜烂、溃疡为特征的疾病。

4. **使用注意** 方中甘草用量，一般多在 6 克以上，可能导致反酸、腹胀及浮肿等副作用。

【方论精粹】

1. 许宏《金镜内台方议》："伤寒中风，邪气在表，医反下之，虚其脾胃，阳气内陷也。故下利日数十行，谷不化，腹中雷鸣，胃中空虚，则客气上逆，故心下痞硬而满，干呕心烦，不得安也，故与泻心汤攻痞，加甘草以补中而益胃也。"

2. 吕震名《伤寒寻源》："伤寒中风……按下利完谷，腹中雷鸣，是固胃中空虚，心下痞硬而满，干呕心烦不安，是因客气上逆，若以心下痞而复下之，是重犯虚虚之戒。本方照生姜泻心汤，除去人参、生姜，以胃中虚，不宜生姜之散，以气上逆，无取人参之补，但君甘草坐镇中州，使胃虚得复而痞自解耳。"

通脉四逆加猪胆汁汤

【方歌】

通脉四逆治亡阳，再加胆汁救阴伤，
吐已下断烦呕甚，津液枯竭用此汤。

【方源】《伤寒论·辨霍乱病脉证并治》："霍乱，吐已下断，汗出而厥，四肢拘急不解，脉微欲绝者。"

【组成】炙甘草 60 克，干姜 90 克（强人可 120 克），附子（大者）1 枚（生，去皮，破 8 片），猪胆汁 0.5 毫升（无猪胆，以羊胆代之）。

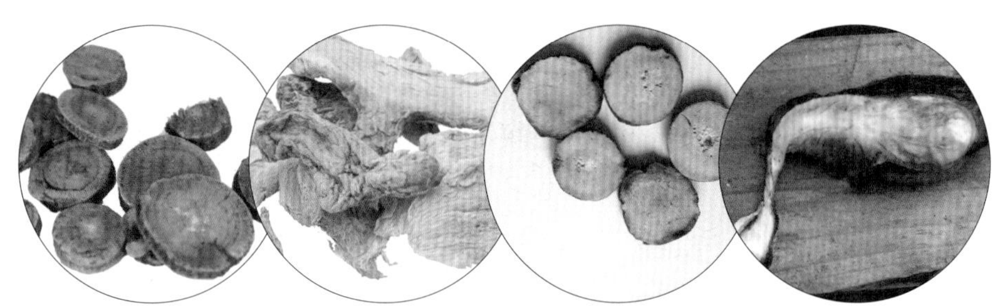

【用法】上 4 味，以水 3 升，煮取 1 升 2 合，去滓，内猪胆汁，分温再服。其脉即来。

【功用】回阳救阴。

【主治】下利无度而无物可下，呕吐不止而无物可吐，汗出，手足厥逆，神志昏厥或言语不清，四肢拘急不解，舌淡，苔薄，脉微欲绝。

【方义方解】

阳气虚弱而不能固摄，清气下陷而消亡，则下利无度而无物可下；寒气上攻，胃气不降，浊气上逆而竭阴，则呕吐无度而无物可吐；虚阳不能固摄阴津，则汗出；阳虚不能温煦，则手足厥逆；心神不得守藏而散乱，则神志昏厥，或言语不清；四肢既不得阳气温煦，又不得阴津滋养，则拘急不解；

脉微欲绝为阳虚格阳之证。其治当回阳救逆，益阴助阳，然则阳复寒去，病证痊愈。

方中生附子温壮阳气，驱逐阴寒；干姜既助附子温阳散寒，又暖脾胃阳气；甘草补中益气，与附子、干姜相用，补气之中以补阳，温阳之中以壮阳，使附子、干姜辛热温阳而不耗散；加猪胆汁引阳药入阴，并滋阴润燥。

【应用】

1. **辨证要点** 本方以心悸或心烦、手足厥逆、汗出、神志昏厥、舌质淡、苔薄白、脉微欲绝为辨证要点。

2. **加减变化** 血虚者，加熟地黄、当归以补血养血；气虚者，加黄芪、人参以益气补虚；阳虚者，加淫羊藿、巴戟天以温补阳气；阴虚者，加玉竹、麦冬以滋补阴津。

3. **现代运用** 本方可用于治疗西医临床中的风湿性心脏病、肺源性心脏病之心力衰竭、休克、心肌梗死完全性右束支传导阻滞、病态窦房结综合征等。只要符合其主治病变证机，也可加减运用，辅助治疗如慢、急性肠胃炎，慢性咽炎等。

4. **使用注意** 痰热证、湿热证、阴虚证慎用本方。

【方论精粹】

《历代名医良方注释》：“此方回阳救阴，双管齐下，乃治霍乱吐下将止，阴阳气并竭，故为此两两斡旋之方也。一方面仍用通脉扶阳，一方面重加胆汁益阴。胆汁气血有情，味苦健胃，能刺激神经，鼓舞细胞，奋起一身体工机能，此方将通脉之辛温，容纳于胆汁润沃之中。就阳方面解说，为激发阴气，以为藏起亟之本；就阴方面解说，为维护残阳，以为摄阳奠定之根。方注曰分温再服，其脉即出，履险如夷，煞具旋乾转坤、拨乱反正手段。此中分际，此项疗法，岂但从治，岂但正治，学者所当深深体认也。”

桂枝加葛根汤

【方歌】

桂加葛根走经输,项背几几反汗濡,
解肌祛风滋经脉,用治柔痉理不殊。

【方源】 《伤寒论·辨太阳病脉证并治》:“太阳病，项背强几几者，反汗出恶风者，桂枝加葛根汤主之。”

【组成】 桂枝、白芍、甘草各 6 克，生姜 9 克，大枣 7 枚，葛根 12 克。

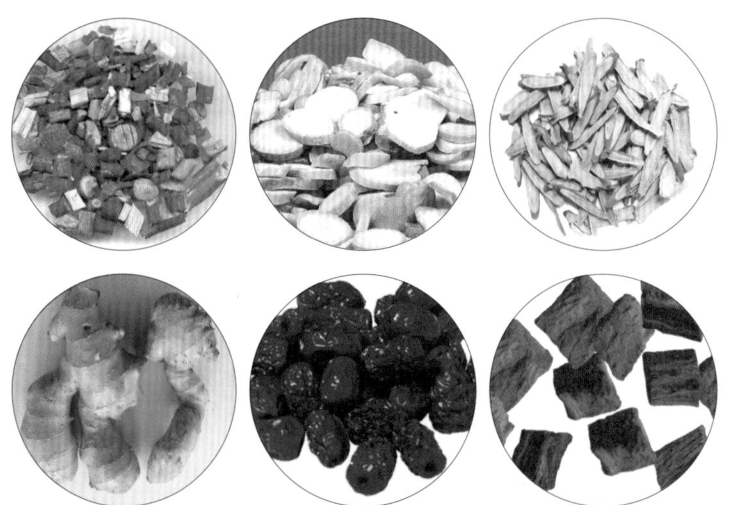

【用法】 水煎服。

【功用】 解肌祛风，升津液，舒筋脉。

【主治】 外感风寒，发热，汗出恶风，项背强痛不舒，苔薄白，脉浮缓。

【方义方解】 主要用于治疗风寒表证，太阳经气不舒所致的项背强急证。本方即桂枝汤加葛根而成。用桂枝汤解肌祛风，调和营卫；加葛根解肌发表，鼓舞胃气上行而升津液以柔润筋脉，俟风邪散发，营卫调和，筋脉柔润，则项背强急自去。

【应用】

1. **辨证要点** 以发热汗出恶风、项背强痛不舒为其辨证要点。

2. **加减变化** 临床如见温病初起而项背强急，去桂枝、生姜，加黄芩、金银花；高血压引起头痛、颈项牵强，加钩藤、白蒺藜、僵蚕；风气偏盛，加荆芥、防风。

3. **现代运用** 主要用于治疗感冒，头痛，落枕，风寒型肩痹症；也可用于治疗震颤，僵人综合征，重症眼睑下垂症，毛囊炎，痢疾毒血症等病症。

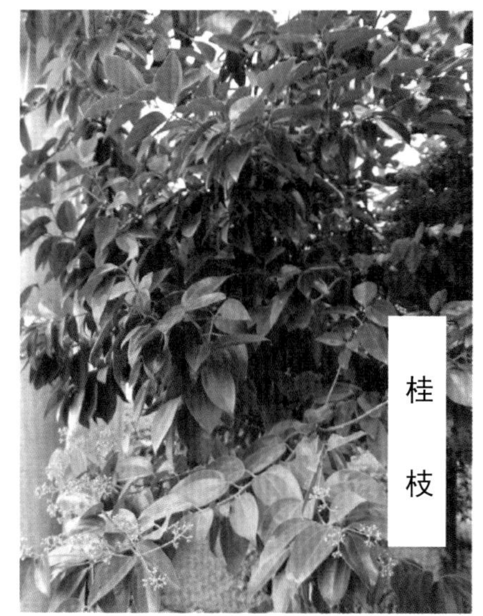
桂枝

【方论精粹】

1. 莫枚士《经方例释》："成注：反汗出恶风者，中风表虚也，与桂枝汤以和表，加麻黄、葛根以祛风，且麻黄主表实，后葛根汤证云：'太阳病，项背强几几，无汗恶风，葛根汤主之'。药味正与此方同。其无汗者，当用麻黄，今自汗出，恐不加麻黄，但加葛根也。成说甚善，《玉函》亦无，今并从之。窃意《伤寒论》本无此方，何以明之论文于此论上二条，下六条俱论桂枝汤主治，至六条以下，始论桂枝加减诸方，而此论反夹出诸桂枝汤条中间，古人必无此章法。考《玉函》录此论，原无加葛根三字，直作桂枝汤主之，则于论文上下诸桂枝汤条次合。《千金翼》录此，亦无加葛根三字，更足以资证明。今《玉函》又云：'论曰桂枝加葛根汤主之，此是林校语，是北宋时《伤寒论》本已误矣'。盖论本已衍之，后浅人检无其方，因取葛根汤妄当之，故药味与葛根汤并固，分两亦同。《玉函》虽无麻黄以示别，终当是后人因成说为之，非本有是方也。"

2. 王子接《绛雪园古方选注》："桂枝加葛根汤，治邪从太阳来，才及阳明，即于方中加葛根，先于其所往，以伐阳明之邪。因太阳未罢，故仍用桂枝汤以截其后，但于桂枝芍药各减一两，既不使葛根留滞太阳，又可使桂枝、芍药并入阳明，以监其发汗太过。其宣阳益阴之功，可谓周到者矣。"

桂枝加厚朴杏子汤

【方歌】

桂加厚朴杏子仁，喘家中风妙如神，
如今肺炎求治法，媲美麻杏说与君。

【方源】《伤寒论·辨发汗吐下后脉证并治》："于桂枝汤方内，加厚朴二两，杏仁五十个，去皮尖，余依前法。"

【组成】桂枝（去皮）、生姜（切）、白芍各9克，大枣（擘）12枚，炙甘草、厚朴（去皮，炙）各6克，杏仁（去皮、尖）50枚。

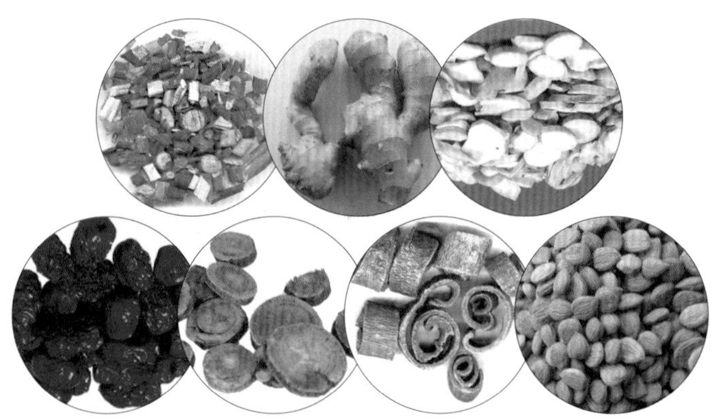

【用法】水煎服。

【功用】解肌发表，下气平喘。

【主治】外感风寒，发热，汗出恶风，气喘，脉浮缓，苔薄白。

【方义方解】

主要用于治疗太阳表虚而兼喘息者。本方即桂枝汤加炙厚朴、杏仁，方中桂枝汤解肌祛风，调和营卫；炙厚朴味苦性辛温，化湿导滞，行气平喘；杏仁苦温，止咳定喘，表里同治，标本兼顾。本方"微火煮取3升，去滓，温服1升，覆取微似汗"，是以解表为主可知。

【应用】

1. 辨证要点 以发热、汗出恶风、气喘、脉浮缓苔薄为其辨证要点。

2. 加减变化 临床如见痰不易咯出，加桔梗、前胡；痰多如泡沫状，合三子养亲汤；痰黄稠者，加黄芩、桑白皮；气喘不平者，加葶苈子、紫苏子；胸闷气憋，加瓜蒌皮、郁金。

3. 现代运用 常用于治疗慢性支气管炎、腺病毒肺炎等病症。

【方论精粹】

1. 吕搽村《伤寒论寻源》："表未解仍宜从表治，主桂枝解表，加朴、杏以下逆气。《本草》厚朴、杏仁主消痰下气，故又曰喘家作桂枝汤，加厚朴、杏子佳也。"

2. 成无己《注解伤寒论》："太阳病，为诸阳主气，风甚气壅，则生喘也。与桂枝汤以散风，加厚朴杏仁以降气。"

3. 喻昌《尚论篇》："此证不云下利，但云微喘表未解，则是表邪因误下上逆，与虚证不同，故仍用桂枝以解表，加厚朴、杏仁以利下其气，亦微里之意也。"

4. 陆渊雷《伤寒论今释》："喘家与酒家不同，酒客有卒病，多无酒病之证。喘家有卒病，必有喘证，比验之事实也。无酒证，则不必加药，有喘证，然后加厚朴、杏子，如其不喘，则犹不必加入，用药当视证，证不具，则酒客、喘家与常人一也。"

枣

药材档案

别名：干枣、红枣、美枣、小枣。

来源：为鼠李科植物枣的成熟果实。

药材特征：本品呈椭圆形或球形，长 2 ~ 3.5 厘米，直径 1.5 ~ 2.5 厘米。表面暗红色，略带光泽。有不规则皱纹。基部凹陷，有短果梗。外果皮薄，中果皮棕黄色或淡褐色，肉质柔软，富糖性而油润。果核纺锤形，两端锐尖，质坚硬。气微香，味甜。

性味归经：甘，温。归脾、胃、心经。

功效主治：补中益气，养血安神。用于脾虚食少，乏力便溏，妇人脏躁。

用量用法：6 ~ 15 克，擘破煎服。

桂枝去芍药汤

【方歌】

桂枝去芍义何居，胸满心悸膻中虚，
若见咳逆和短气，桂甘姜枣治无遗。

【方源】 《伤寒论·辨太阳病脉证并治》：“太阳病，下之后，脉促胸满者，桂枝去白芍汤主之。”

【组成】 桂枝（去皮）9克，炙甘草6克，生姜（切）9克，大枣（擘）12枚。

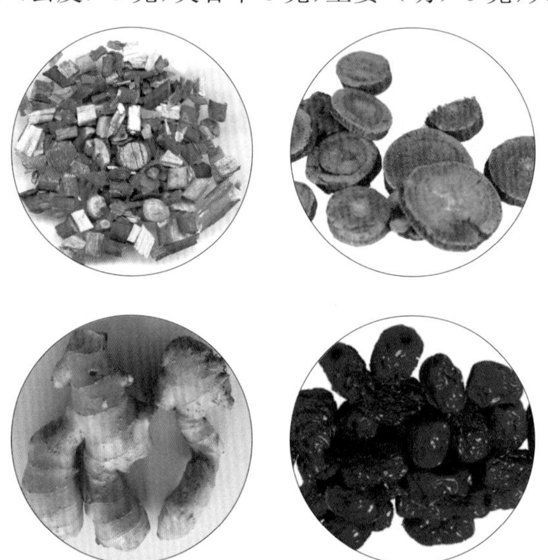

【用法】 水煎服。

【功用】 解肌祛风，去阴通阳。

【主治】 治太阳病，下之后，脉促胸满者。

【方义方解】 本方为桂枝汤去白芍而成，主治太阳表证误下而兼见脉促胸满者。辛甘发散为阳，酸苦通泄为阴，本方辛甘相合，乃保胸阳，宣卫阳之剂。方中桂枝配甘草，辛甘化阳，宣通胸中阳气；生姜辛散，助桂枝解表通阳；大枣甘缓，合甘草益气和中；姜草又能调和营卫。太阳表证误下而致胸阳受损，外邪陷入胸中，故宜姜、桂之辛散而解表；下后里虚，故宜草、枣之益气和中；去白芍之酸苦阴柔之品，恐其敛邪，又恐其酸收而滞姜、桂之辛散，有碍阳气之宣统，故去而不用。

【应用】

1. **辨证要点**　临床以桂枝杨证又见寸脉浮关尺脉沉，症见胸满，或心悸头晕，或气上冲者为辨证要点。

2. **加减变化**　胸痹者，加薤白、瓜蒌；恶寒无汗者，加麻黄、紫苏叶；郁而发热者，加石膏、知母；口渴、脉促者，加麦冬、知母。若见微恶寒而不发热者，阳虚征兆已现，再加附子，温经复阳。

3. **现代运用**　本方可以用于肺心病之心悸，冠心病之胸闷、胸痛，风心病之心悸、气短，体虚型感冒，妇人产后汗出尤多等病证。

4. **使用注意**　若已有结胸证或无太阳中风的胸阳不振、阴虚内热或热盛者禁用。

【方论精粹】

《伤寒论方解》："太阳经，经医误投泻下剂后，头痛、发热、汗出、恶风等证未解，既未成痞，亦未结胸，心下不痞硬，按之亦不痛，但觉气上冲胸，胸满而微闷，脉紧躁而并居寸口，关尺部在相形之下反觉不鼓指。"

化裁方之间的鉴别

桂枝去芍药汤与桂枝去芍药加附子汤相比较，桂枝去芍药汤主治太阳中风证与胸阳不足证相兼；而桂枝去芍药加附子汤主治太阳中风证与胸阳虚弱证相兼。其二者虽主表证都是太阳中风证，但主胸中则不尽相同，证有轻重之分。又桂枝去芍药汤与桂枝去芍药加附子汤均可治疗单一的胸中病证，可其主治也有轻重之分，临证应区别用之。

桂枝去芍药加附子汤

【方歌】

桂枝去芍避阴寒，加附助阳理固然，
脉促无力舌质淡，胸痹治法非等闲。

【方源】《伤寒论·辨太阳病脉证并治》："太阳病，下之后，其人恶寒者，桂枝去芍药加附子汤主之。"

【组成】桂枝 9 克（去皮），炙甘草、生姜（切）各 6 克，大枣（擘）12 枚，附子（炮）5 克。

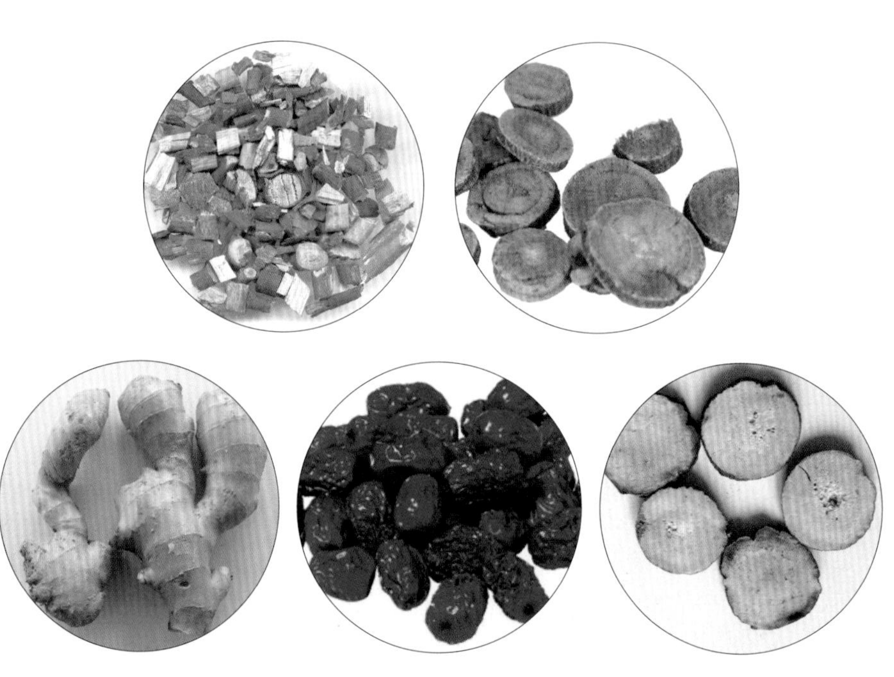

【用法】上五味，以水 700 毫升，煮取 300 毫升，去滓，温服 100 毫升。

【功用】解肌祛风，温经复阳。

【主治】太阳病，误用下法后，脉促胸满，微恶寒者。

【方义方解】 方中桂枝既可解肌调营卫，又可温通胸中阳气，有表邪则解表，无表邪则走里而温通；生姜解表散寒，温通阳气，与桂枝相用，既增强解肌散风寒，又可增强温通阳气；附子温壮阳气，通达胸阳，与甘草相用，温通阳气之中有补阳之用，故可疗胸中阳气虚弱证；甘草、大枣补益中气，既可益营，又可扶阳气，更可调和诸药。诸药相伍，重在温补阳气，解肌散邪，共建其功。

【应用】

1. **辨证要点** 临床以桂枝去芍药汤证又见脉沉细，症有恶寒者为辨证要点。

2. **加减变化** 胸痹者，加薤白、瓜蒌；恶寒无汗者，加麻黄、紫苏叶；郁而发热者，加石膏、加知母；口渴、脉促者，加麦冬、知母。

3. **现代运用** 可用于治疗肺心病之心悸，冠心病之胸闷、胸痛，风心病之心悸、气短，体虚型感冒，妇人产后汗出尤多等病证。

4. **使用注意** 若已有结胸证或无太阳中风的胸阳不振、阴虚内热或热盛者禁用。服药期间，禁用乌梅等酸涩之品。

【方论精粹】

1. 成无己《注解伤寒论》："与桂枝汤以散客邪，通行阳气；芍药益阴，阴虚者非所宜，故去之。阳气已虚，若更加之微寒，则必当温剂以散之，故加附子。"

2. 许宏《金镜内台方议》："阳虚阴盛，邪在胸中，不可发汗，只得与附子以复阳温经，与桂枝以散其邪也。"

3. 柯琴《伤寒来苏集》："桂枝汤阳中有阴，去芍药之酸寒，则阴气流行，而邪自不结，即扶阳之剂矣。若微恶寒，则阴气凝聚，恐姜、桂之力不能散，必加附子之辛热。"

4. 王子接《绛雪园古方选注》："桂枝汤去芍药加附子者，下后微恶寒，显然阳气涣散于中下矣。当急救其阳，毋暇顾恋阳气，以附子直从下焦温经助阳，臣以桂枝、甘草，载还中焦阴气，以杜亡阳之机，为御后之策。"

桂枝麻黄各半汤

【方歌】

桂加麻杏名各半，肌表小邪不得散，
面有热色身亦痒，两方合用发小汗。

【方源】《伤寒论·辨太阳病脉证并治》："太阳病，得之八九日，如疟状，发热、恶寒，热多寒少，其人不呕，清便欲自可，一日二三度发。脉微缓者，为欲愈也。脉微而恶寒者，此阴阳俱虚，不可更发汗、更下、更吐也。面色反有热色者，未欲解也，以其不能得小汗出，身必痒，宜桂枝麻黄各半汤。"

【组成】桂枝（去皮）5 克，白芍、生姜（切）、炙甘草、麻黄（去节）各 3 克，大枣（擘）4 枚，杏仁（汤浸，去皮、尖及两仁者）24 枚。

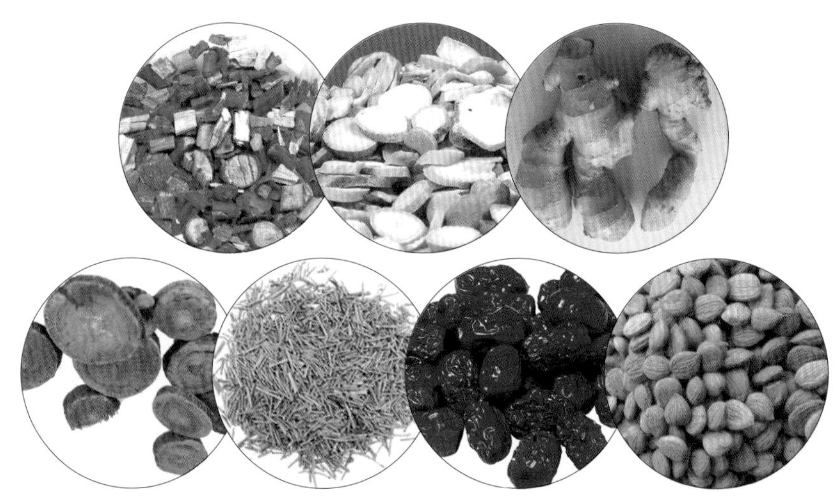

【用法】水煎服。

【功用】辛温轻散，小汗解表。

【主治】太阳病，得之八九日，如疟状，发热恶寒，热多寒少，其人不呕，清便欲自可，一日二三度发，面色反有热色，身痒者。

【方义方解】 本方为太阳病日久、表郁轻证的主方，既用于有麻黄汤证，又用于有桂枝汤证。方中桂枝汤与麻黄汤按 1 ∶ 1 用量合方。方名为桂枝麻黄各半汤，实则是桂枝、麻黄二方剂量的三分之一，为发汗轻剂。取麻黄汤发汗解表，疏达皮毛，以治表实无汗；取桂枝汤，调和营卫。两方合用，又小制其剂，乃有刚柔相济、从容不迫、异道取功之妙，既有小汗解邪之效，又无过汗伤正之弊。

【应用】

1. **辨证要点** 临床以面色赤、身痒为辨证要点。

2. **加减变化** 营弱见脉细者，重白芍、甘草；风寒夹湿见无汗、头身重痛、舌苔白腻者，加苍术或白术。

3. **现代运用** 本方用于感冒、流感，或其他发热性疾病，症见：表郁日久不解，恶寒发热，无汗，身痒，脉浮者；用于荨麻疹、皮肤瘙痒症，具有风寒束表，营卫不和之证者，本方酌加防风、蝉衣；产后发热；外感风寒证。

4. **使用注意** 风热表证者及阴虚火旺者不宜使用本方；本方不宜久服，见汗出者不必再服。

【方论精粹】

1. 许宏《金镜内台方议》："桂枝汤治表虚，麻黄汤治表实，二者均曰解表，霄壤之异也。今此二方合而用之者，乃解其表不虚不实者也。桂枝汤中加麻黄、杏仁，以取小汗也。"

2. 柯琴《伤寒贯珠集》："既不得汗出，则非桂枝所能解，而邪气又微，亦非麻黄所可发，故合两方为一方，变大制为小制。桂枝所以为汗液之地，麻黄所以为发散之用，且不使药过病，以伤其正也。"

3. 徐大椿《伤寒论类方》："此方分两甚轻，计共约六两，合今之秤仅一两三四钱，分 3 次服，只服四钱零，乃治邪退后至轻之剂，犹勿药也。"

桂枝去桂加茯苓白术汤

【方歌】

桂枝汤中去桂枝，苓术加来利水湿，
小便不利心下满，头项强痛热翕翕。

【方源】《伤寒论·辨太阳病脉证并治》：“服桂枝汤，或下之，仍头项强痛，翕翕发热，无汗，心下满微痛，小便不利者，桂枝去桂加茯苓白术汤主之。”

【组成】白芍、生姜（切）、白术、茯苓各 45 克，炙甘草 30 克，大枣（擘）12 枚。

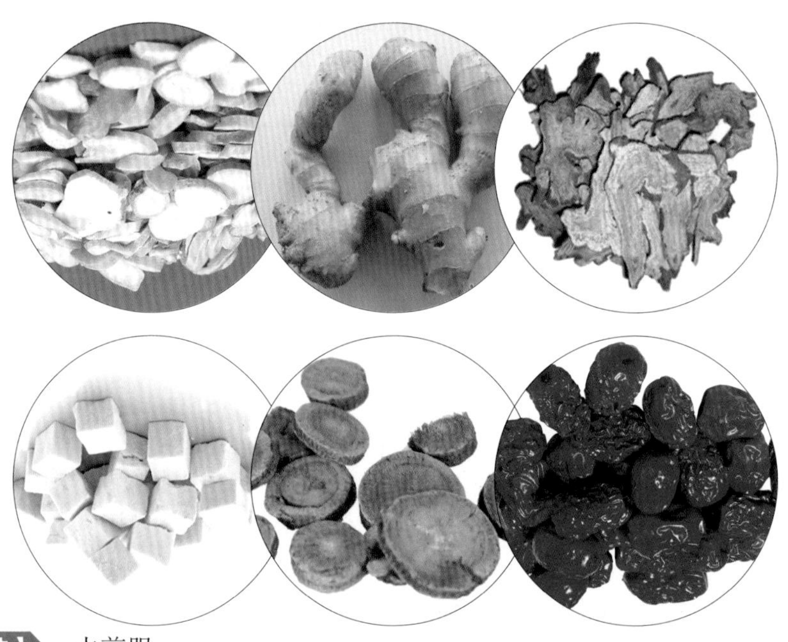

【用法】水煎服。

【功用】利水通阳。

【主治】太阳病服桂枝汤，或下之，仍头项强痛，翕翕发热，无汗，心下满微痛，小便不利者。

【方义方解】 茯苓、白术、白芍、甘草乃治太阳里水法也。解肌或下之，水邪不去，而反成太阳变症，是非解肌者矣，当去桂枝，而以茯苓、白术、生姜代桂枝行阳，存白芍以收阴；不取辛甘发散于表，取茯苓、白芍约阴利水，甘草、大枣培土制水，即太阳入里用表里两解之义。

【应用】

1. **辨证要点** 临床以心下满微痛、悸而小便不利为辨证要点。

2. **加减变化** 尿少肿甚者加猪苓、泽泻；水肿较甚者，合五皮饮；肺脾气虚者，加人参、黄芪。

3. **现代运用** 常用于癫痫、胃脘痛、流感、心悸、泄泻、哮喘、颈肩综合征、痢疾、恶寒不解等属于太阳误下后气水郁结者。

4. **使用注意** 太阳温病证与脾胃湿热水气证相兼者禁用。

【方论精粹】

1. 喻昌《尚论篇》："在表之风寒未除，而在里之水饮上逆，故变五苓两解表里之法，而用茯苓、白术为主治。去桂者，以已误不可复用也。然桂枝虽不可用，其部下诸属，皆所必需。倘并不用芍药以收阴，甘草、姜、枣以益虚而和脾胃，其何以定误汗、误下之变耶？故更一主将，而一军用命甚矣，仲景立方之神也。"

2. 柯琴《伤寒贯珠集》："表邪挟饮者，不可攻表，必治其饮而后表可解。桂枝汤去桂加茯苓、白术，则不欲散邪于表，而但逐饮于里，饮去则不特满痛除，而表邪无附，亦自解矣。"

3. 王子接《绛雪园古方选注》："苓、术、芍、甘，治太阳里水法也。解肌或下，水邪不去，而反变症，是非解肌者矣，当去桂枝，而以苓、术、生姜代桂枝行阳，存芍药以收阴；不取辛甘发散于表，取苓、芍约阴利水，甘、枣培土制水，即太阳入里用五苓表里两解之义也。"

4. 徐大椿《伤寒论类方》："凡方中有加减法，皆佐使之药，若去其君药，则另立方名。今去桂枝为名，所不可解。殆以此方虽去桂枝，而意仍不离乎桂枝也。"

柴胡桂枝汤

【方歌】

小柴原方取半煎，桂枝汤入复方全。
阳中太少相因病，偏重柴胡做仔肩。

【方源】《伤寒论·辨太阳病脉证并治（下）》：“伤寒六七日，发热微恶寒，肢节烦疼，微呕，心下支结，外证未去者，柴胡桂枝汤主之。”

【组成】桂枝（去皮）、黄芩、人参、白芍、生姜各 4.5 克，炙甘草 3 克，半夏 7.5 克，大枣（擘）6 枚，柴胡 12 克。

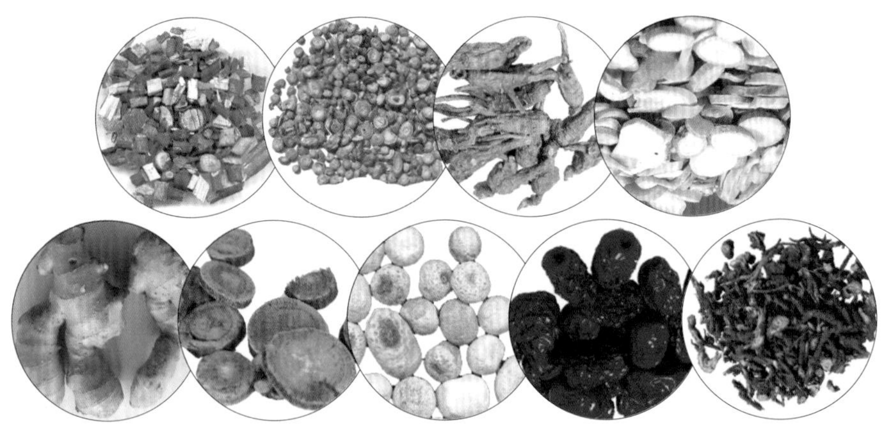

【用法】上药九味，用水 700 毫升，煮取 300 毫升，去滓温服 100 毫升。

【功用】解表和里。

【主治】外感风寒，发热自汗，微恶寒，或寒热往来，鼻鸣干呕，头痛项强，胸胁痛满，脉弦或浮大。

【方义方解】本方为少阳、太阳表里双解之轻剂，取小柴胡汤、桂枝汤各半量，合剂制成。桂枝汤调和营卫，解肌辛散，以治太阳之表；小柴胡汤和解少阳，宣展枢机，以治半表半里。方用柴胡透泄少阳之邪从外而散，疏泄气机之郁滞，黄芩助柴胡以清少阳邪热，柴胡升散，得黄芩降泄，则无升阳劫阴之弊；半夏、生姜降逆和胃，人参、大枣扶助正气，俾正气旺盛，则邪无内向之机，可以直从外解。

【应用】

1. 辨证要点 临床以发热恶寒、汗出、腹痛、头疼身痛、恶心纳呆、心烦、胸胁苦满为辨证要点。

2. 加减变化 如见胸中烦而不呕，去半夏、人参，加天花粉；腹中痛，去黄芩，加白芍；胁下痞硬，去大枣，加牡蛎；心下悸，小便不利，去黄芩，加茯苓；不渴，外有微热，去人参，加肉桂；咳者，去人参、大枣、生姜，加五味子、干姜；妇人热入血室，热伤阴血，加生地黄、牡丹皮；瘀血内结，少腹满痛，去人参、甘草、大枣，加延胡索、当归、桃仁；兼寒者，加肉桂；气滞者，加香附、郁金。

3. 现代运用 常用治太少同感、发热、咳嗽、喘证、胁痛、胃脘痛、呕吐、痹症、水肿等病症。也有报道可治疗癫痫、夜尿症、胆石症、胆囊炎、肝炎、胰腺炎、眩晕症、胸膜炎、肋间神经痛、胃及十二指肠溃疡、急性肾盂肾炎、流行性出血热轻型、慢性鼻窦炎、荨麻疹、产后发热、原因不明的发热、儿童精神性起立调节障碍、小儿厌食证等病症，具有少阳兼太阳病机者。

4. 使用注意 外感病邪在表或已入里，一般不宜用本方，如需应用，则应酌情加减、疟疾需要本方时，宜加抗疟药同用。

【方论精粹】

吴谦《医宗金鉴·删补名医方论》:“柯琴曰：‘仲景书中最重柴、桂二方，以桂枝解太阳肌表，又可以调诸经之肌表；小柴胡解少阳半表，亦可以和三阳之半表。故于六经病外，独有桂枝证、柴胡证之称，见二方之任重不拘于经也。’如阳浮阴弱条，是仲景自为桂枝证之注释；血弱气虚条，是仲景自为柴胡证之注释。桂枝有坏病，柴胡亦有坏病，桂枝有疑似证，柴胡亦有疑似证。病如桂枝证而实非，若脚挛急与胸中痞硬者是已。病如柴胡证而实非，本渴而饮水呕食谷呕，与但欲呕胸中痛微溏者是已。此条为伤寒六七日，正寒热当退之时，反见发热恶寒诸表证，更见心下支结诸里证，表里不解，法当表里双解之。然恶寒微，发热亦微，可知肢节烦疼，则一身骨节不疼；可知微呕，心下亦微结，故谓之支结。

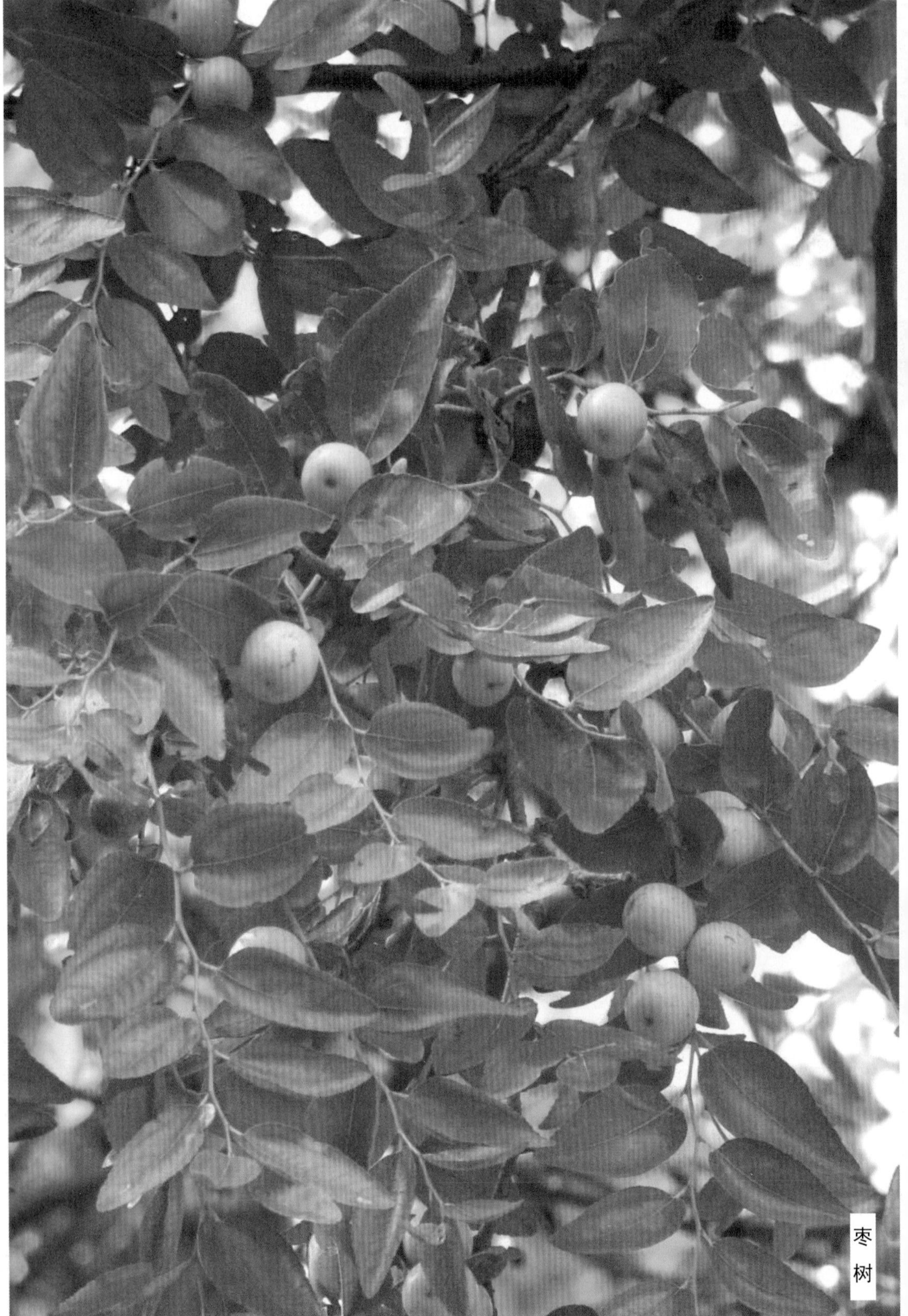

枣树